AF452802

196

Année 1886

THÈSE

N°

POUR LE

DOCTORAT EN MÉDECINE

Présentée et soutenue le 27 mai 1886, à 1 heure

PAR CHARLES LOUIS EDMOND BEURNIER

Né à Châteauroux le 27 septembre 1860.
Ancien interne en médecine et en chirurgie des hôpitaux de Paris
Ancien interne de la clinique ophthalmologique de la Faculté (Hôtel-Dieu, 1882)
Lauréat des hôpitaux. — Médaille de bronze de l'Assistance publique
Aide d'anatomie de la Faculté de médecine

RECHERCHES SUR LES MOYENS DE FIXITÉ DE L'UTÉRUS

LIGAMENTS RONDS DE L'UTÉRUS

ANATOMIE. — PHYSIOLOGIE. — MÉDECINE OPÉRATOIRE.

Non ex vulgi opinione, sed ex sano judicio
BACON.

Président :   M. DUPLAY, professeur.
Juges { MM. LABOULBÈNE, professeur.
   RAYMOND et QUINQUAUD, agrégés.

PARIS

G. STEINHEIL, ÉDITEUR.
2, rue Casimir-Delavigne, 2

1886

FACULTÉ DE MÉDECINE DE PARIS

Doyen. . . . . . . M. BÉCLARD.

Professeurs. . . . . MM.

Anatomie. . . . . SAPPEY.
Physiologie. . . . . BÉCLARD.
Physique médicale. . . . . GAVARRET.
Chimie organique et chimie minérale. . . . . GAUTIER.
Histoire naturelle médicale. . . . . BAILLON.
Pathologie et thérapeutique générales. . . . . BOUCHARD.
Pathologie médicale. . . . . ⎱ PETER.
⎰ DAMASCHINO.
⎱ GUYON.
Pathologie chirurgicale. . . . . ⎰ LANNELONGUE.
Anatomie pathologique . . . . CORNIL.
Histologie. . . . . DUVAL.
Opérations et appareils. . . . . DUPLAY.
Pharmacologie. . . . . REGNAULD.
Thérapeutique et matière médicale. . . . . HAYEM.
Hygiène. . . . . PROUST.
Médecine légale. . . . . BROUARDEL.
Accouchements, maladies des femmes en couche et des
    enfants nouveau-nés. . . . . TARNIER.
Histoire de la médecine et de la chirurgie. . . . . LABOULBÈNE.
Pathologie comparée et expérimentale. . . . . VULPIAN.
⎧ SÉE (G.)
⎪ HARDY.
Clinique médicale. . . . . ⎨ POTAIN.
⎩ JACCOUD.
Maladies des enfants. . . . . GRANCHER.
Clinique de pathologie mentale et des maladies de l'encéphale. BALL.
Clinique des maladies nerveuses. . . . . CHARCOT.
⎧ RICHET.
⎪ VERNEUIL.
Clinique chirurgicale. . . . . ⎨ TRÉLAT.
⎩ LE FORT.
Clinique ophthalmologique. . . . . PANAS.
Clinique d'accouchements. PAJOT.
Clinique des maladies syphilitiques. . . . . FOURNIER

Doyen honoraire : M. VULPIAN.

Professeurs honoraires : MM. GOSSELIN, BOUCHARDAT.

Agrégés en exercice,

MM.	MM.	MM.	MM.
BLANCHARD.	GUÉRHARD.	LUTZ.	REYNIER.
BOUILLY.	HALLOPEAU.	PEYROT.	RICHELOT.
BUDIN.	HANOT.	PINARD.	RIBEMONT-DESSAIGNES
CAMPENON.	HANRIOT.	POUCHET.	Ch. RICHET.
CHARPENTIER.	HUMBERT.	QUINQUAUD.	ROBIN (Albert).
DEBOVE.	HUTINEL.	RAYMOND.	SEGOND.
FARABEUF, chef des	JOFFROY.	RECLUS.	STRAUS.
travaux anatomiques.	KIRMISSON.	REMY.	TERRILLON.
GARIEL.	LANDOUZY.	RENDU.	TROISIER.

Secrétaire de la Faculté : M. PUPIN.

AU MEILLEUR DES PÈRES

A LA MEILLEURE DES MÈRES

> *Je dois tout à votre constante sollicitude; acceptez ceci comme un faible témoignage d'une reconnaissance qui ne pourra jamais être que bien inférieur à ma dette.*

A LA MÉMOIRE DE MA GRAND'TANTE

LOUISE MOREL

A TOUS CEUX QUI M'AIMENT

A M. LE PROFESSEUR DUPLAY

Mon très cher maître,

En vous dédiant ce modeste travail, je ne fais que vous rendre ce qui vous appartient. C'est vous qui l'avez inspiré, c'est vous qui m'avez guidé dans mes recherches ; il est de toute justice que votre nom y soit inscrit à la première page. Je suis heureux de saisir cette occasion pour vous remercier sincérement de l'intérêt que vous avez bien voulu me porter pendant tout le temps que j'ai eu l'honneur d'être votre élève.

LOUIS BEURNIER.

AVANT-PROPOS

Le terme de nos études médicales est arrivé. Quand nous jetons un regard en arrière et que nous voyons le chemin parcouru, nous nous souvenons que bien souvent il a été dur et pénible. Il l'eût été bien davantage si nous n'avions eu pour diriger nos pas des maîtres auxquels nous sommes heureux de rendre ici publiquement un faible témoignage de reconnaissance.

Nous remercions particulièrement les chefs de service dont nous avons eu l'honneur d'être l'interne : MM. les Professeurs Panas et Le Fort, dont la bienveillance ne nous a jamais fait défaut ; MM. les Professeurs Laboulbène et Duplay. — Nous n'oublierons jamais que M. le Professeur Laboulbène nous a constamment guidé, presque depuis le début de notre carrière ; il a été pour nous plus qu'un maître ; nous lui en serons éternellement reconnaissant.

Nous manquerions à tous nos devoirs si nous n'adressions ici l'hommage de notre gratitude à M. le docteur Berger, professeur agrégé à la Faculté, chirurgien de l'hôpital Tenon, et à M. le docteur Marc Sée, professeur agrégé à la Faculté, chirurgien de la maison municipale de Santé, qui pendant tout le temps de nos études nous ont prononcé le plus vif intérêt.

Nous tenons à remercier aussi tout ceux qui nous ont aidé dans notre travail et tout spécialement notre cher et vieil ami Clado, interne des hôpitaux et ancien aide d'anatomie de la Faculté.

Nous devons encore une mention spéciale à M. Trichet, étudiant en médecine, pour la complaisance et l'habileté avec laquelle il a dessiné nos planches.

INTRODUCTION

On a coutume de répéter souvent que l'anatomie n'est véritablement utile que par ses applications à la pathologie. Aussi
arrive-t-il fréquemment de voir négliger l'étude de points qui
ne paraissent pas pouvoir donner une explication d'un phénomène morbide ou servir le chirurgien dans une opération.
C'est ce qui semble être arrivé pour les ligaments ronds de
l'utérus.

Nous n'ignorons certes pas que, dès une époque relativement ancienne, certains auteurs avaient tenté d'expliquer la
chute de la matrice par le relâchement des ligaments. Avicenne
(*de matricis exitu et pulsione*, lib. III, cap. xxie), Ambroise
Paré (*de la précipitation ou perversion de la matrice*, liv. de
la génération), Guillemeau, Franco, Fabrice d'Acquapendente
et Saviard ont émis cette opinion ; mais pour eux, comme plus
tard pour les auteurs du xviiie siècle, ce n'était qu'une hypo-
thèse toute gratuite ; ils n'en donnaient aucune preuve, et de
plus ils parlaient tous des ligaments de l'utérus en général, en
bloc, sans seulement spécifier le rôle des ligaments ronds en
particulier.

Ces ligaments sont mentionnés pour la première fois d'une manière spéciale dans le livre de Boivin et Dugès en 1833. « Les cordons sus-pubiens, disent ces auteurs, s'opposent à l'abaissement considérable de l'utérus, et surtout à cette inclinaison en arrière inévitable dans le deuxième degré du prolapsus. Il faut donc les supposer alors, et à plus forte raison dans la chute complète, allongés par un relâchement maladif ».

On voit par ce passage que Boivin et Dugès faisaient jouer un rôle important aux ligaments ronds dans la chute de l'utérus et avaient soupçonné, sans l'indiquer d'une façon précise celui qu'ils paraissent jouer dans la rétroflexion et la rétroversion de cet organe.

Quelques pages plus loin, ils disent encore que l'allongement subi par ces cordons pendant la grossesse est une des causes du prolapsus dans l'état puerpéral. Il est vrai que leur opinion devait être combattue par Le Gendre, qui, dans sa thèse d'agrégation (1860) cite des cas de prolapsus utérin dans lesquels on a trouvé que « les ligaments ronds présentaient encore leurs flexuosités. »

On voit donc que, jusqu'à l'époque actuelle ou tout au moins jusqu'à un moment fort rapproché de nous, personne n'avait songé que ce petit cordon pût être en butte à des tentatives opératoires. Le premier qui en fit un organe chirurgical, si je puis ainsi dire, est Alquié, qui en 1840 proposa le raccourcissement des ligaments ronds pour la cure des rétroversions et du prolapsus de la matrice. « Pensant que ces ligaments, dit M. Tillaux (*Anat. topog.*, p. 870) étaient la cause de la résistance que l'on éprouve parfois à abaisser la matrice, il avait eu la *singulière* idée de les raccourcir pour s'opposer aux chutes de cet organe. » En effet, dans la séance de l'Académie de médecine du 17 novembre 1840, ce savant, professeur agrégé à la Faculté de Montpellier, présenta un mémoire *sur une nouvelle méthode, pour traiter les divers déplacements de la matrice* (*Bulletin de l'Académie* 1840. t. VI).

Une commission, composée de Villeneuve et de Baudelocque, fut nommée pour examiner ce travail, et très probablement, nous dit M. Manrique (thèse 1886) « ils ne firent aucun rapport à ce sujet, car on ne trouve, ni dans les *Bulletins de l'Académie*, ni dans les *mémoires* de ce même corps savant, aucune autre mention relative au mémoire d'Alquié... Ainsi donc la nouvelle méthode n'eut pas de retentissement dans le monde scientifique et l'on ne peut savoir si son auteur l'a employée sur le vivant ou si son mémoire aujourd'hui introuvable reposait seulement sur des recherches cadavériques et sur des données purement théoriques. »

D'autre part Aran, attribuant à ces mêmes ligaments le rôle, non seulement de suspendre l'utérus, mais d'en attirer le fond en avant, avait songé à appliquer l'opération d'Alquié à la cure de la rétroflexion. Toutefois, le médecin de Saint-Antoine, tout en acceptant le principe, ne paraît pas très disposé à essayer l'opération, puisqu'il dit :

« Mais le déplacement est permanent et il y a tout lieu de croire qu'il est la cause des accidents dont se plaignent les malades. Que faire alors? *Nul doute, si la chose était possible, que l'on dût agir sur les ligaments, et l'on peut même se demander avec M. le professeur Alquié, si, pour les abaissements et les rétroversions il n'y aurait pas lieu de raccourcir artificiellement les ligaments sus-pubiens; mais ce sont là des choses sinon impraticables, du moins dont l'exécution pré-*

*sente de sérieuses difficultés et des dangers tels que l'on ne
saurait les recommander expressément.* »

Quoi qu'il en soit, et bien que ni Alquié ni Aran ne paraissent avoir tenté l'opération, leurs idées sont les premiers
vestiges d'une application physiologique et chirurgicale faite
aux ligaments ronds; mais leurs tentatives passèrent presque
inaperçues ou, si l'on s'en occupa, ce ne fut que pour les
condamner sans procès, et le ligament rond retomba dans
l'oubli d'où il avait vainement essayé de sortir.

Ce furent les Allemands et surtout les Anglais qui se char-
gèrent de l'en tirer. Freund en effet reprit la question, ainsi
que nous l'apprend le docteur Heinrisch Fritsch (*Deutsche
Chirurgie Liéferung* 56, 1885, *die Lageveranderungen und
die Entzündungen der Gebarmutter*, et pense quelque bien
de l'opération.

En Angleterre, Walter Ravington, chirurgien à London
hospital, qui l'avait proposée dès 1869 pour le prolapsus,
réclame ses droits (*medical Press and circular* 1872, et *British
medical journal*, 28 février 1885); d'autre part, le docteur
Deneffe, professeur à Gand, prétend l'avoir le premier exé-
cutée (*Presse médicale belge*, septembre 1885).

Nous ne nous arrêterons nullement à discuter la question
de priorité, qui ne nous intéresse pas à notre point de vue
anatomique et qui a été d'ailleurs si bien établie dans la
remarquable thèse du docteur Juan Manrique, où l'historique
de la question est traité avec une précision qui ne laisse rien
à désirer (th. de Paris, 1886). Des conclusions de cet auteur
il résulte clairement que le véritable inventeur sinon de l'opération, du moins de la méthode, est le docteur William Alexander, de Liverpool, qui nous l'expose tout au long dans un

important mémoire paru dans *Medical Times and Gazette*, 1er avril 1882. Ce chirurgien pratiqua, pour la première fois sur le vivant, le raccourcissement des ligaments ronds, dans le but de guérir une femme atteinte de prolapsus de l'utérus. Le 4 avril 1882, ainsi que nous l'apprend M. Manrique, auquel nous faisons ici de larges emprunts, il publia ses quatre premiers succès, et dans son livre de 1884 on trouve l'histoire de 22 malades opérées pour lui et d'autres cas appartenant aux docteurs Macfie, Campbell, Lediard, Imlach et Burton (ALEXANDER, *Short. of the round lig. J. A. Churchill* 1884).

Nous nous arrêtons ici dans cet exposé des auteurs qui se sont occupés du ligament rond. Ce travail n'est pas fait au point de vue pathologique et ne doit point contenir une histoire de l'opération d'Alexander, qui a sa place ailleurs. Nous avons voulu montrer seulement par quelles phases successives a passé l'histoire du ligament rond, tour à tour plongé dans l'oubli et élevé sur le pavois, et citer les noms des opérateurs qui ont véritablement attiré l'attention sur l'organe que nous nous proposons d'étudier.

Nous avons lu les travaux de ces différents auteurs, ou au moins ceux que nous avons pu nous procurer, et nous avons constaté que tous n'ont traité la question qu'au point de vue purement opératoire. Aucun d'eux n'a songé à revoir l'anatomie de ce ligament, si écourtée partout, à en indiquer exactement la structure et à voir si l'on ne pourrait pas en déduire des considérations physiologiques utiles. C'est cette lacune qui nous a engagé à entreprendre nos recherches et à publier cette étude, toute d'actualité, étant données les discussions récentes qui ont eu lieu entre les chirurgiens et même entre les anatomistes.

Notre travail comprendra trois parties. Dans la première nous étudierons l'anatomie du ligament rond, dans la seconde sa physiologie et nous décrirons enfin le manuel opératoire qu'il convient de suivre pour exécuter son raccourcissement.

ANATOMIE

Ce chapitre comprendra plusieurs parties. Nous donnerons d'abord un aperçu général de l'anatomie descriptive du ligament rond et nous ferons suivre cette étude de nos recherches personnelles. Puis nous développerons les résultats de nos examens sur la structure de cet organe et enfin nous ferons un court résumé de ce que nous avons vu sur les animaux.

CHAPITRE Ier

Anatomie descriptive.

Simplex veri sigillum.
(VAN SWIETEN).

Les divers auteurs sont très brefs sur l'anatomie des ligaments ronds de l'utérus. Dans les livres d'anatomie chirurgicale, ces organes sont mentionnés, pour ainsi dire pour mémoire. C'est ainsi que M. le professeur Richet en parle :

« L'aileron antérieur du ligament large renferme le ligament rond, sorte de cordon fibreux entouré à sa naissance de quelques fibres musculaires appartenant à l'utérus, et à sa terminaison de fibres musculaires provenant, suivant Rouget, du transverse de l'abdomen. Ces dernières suivant, Sappey, lui seraient propres, et je suis très disposé à adopter cette opinion. Il décrit une courbe à concavité antérieure et interne, et s'engage dans le trajet inguinal, et, après l'avoir parcouru, vient en dernier lieu se jeter dans les grandes lèvres, ainsi qu'il a été dit précédemment. Quelques-unes de ses fibres propres pénicillées se fixent sur l'épine pubienne. » (RICHET, *Traité pratique d'anatomie médico-chirurgicale*, 1877, p. 986).

M. Tillaux est aussi bref : « Le ligament rond est un cordon composé de fibres musculaires et de fibres élastiques, qui se détache du fond de l'utérus au niveau de ses angles et aboutit dans l'épaisseur des grandes lèvres. Il est compris dans l'aileron antérieur des ligaments larges. Sa longueur varie de 12 à 15 centimètres. De son origine il se dirige obliquement en avant et en dehors pour gagner l'orifice supérieur du canal inguinal, se comporte à ce niveau avec l'artère épigastrique ainsi que le fait le canal déférent chez l'homme, traverse le canal inguinal et pénètre dans le sac dartoïque de la grande lèvre, où il s'attache par une extrémité effilée.

En s'engageant dans le canal inguinal, le ligament rond attire avec lui le péritoine, qui forme ainsi un petit canal, canal de Nück. J'ai déjà dit que les débris de ce canal pourraient persister après la naissance et devenir le point de départ d'un kyste. » (TILLAUX, *Traité d'anatomie topographique avec application à la chirurgie*, 1877, p. 902). Nous verrons tout à l'heure ce qu'il faut penser de cette dernière opinion.

Les auteurs qui ont écrit des traités d'anatomie descriptive ont donné un peu plus d'extension à la question du ligament rond, mais ils sont eux aussi très peu explicites sur bien des points qui ont une importance de premier ordre, soit au point de vue de l'anatomie pure, soit au point de vue des applications chirurgicales.

Nous ne nous attarderons pas à examiner successivement les descriptions de Cruveilhier, de Beaunis et Bouchard, etc. ; toutes reproduisent à peu près les mêmes détails; cela ne ferait qu'allonger inutilement ce chapitre sans apporter aucun éclaircissement à la question. Nous n'avons rien trouvé non plus dans les auteurs étrangers qui puisse être de nature à révéler quelque particularité, et nous nous borneeons à inscrire ici, pour être complet, un court résumé de l'anatomie des ligaments ronds d'après les auteurs classiques et notamment d'après M. le professeur Sappey.

Prenant naissance au niveau de la partie antérieure des angles de l'utérus, ces organes s'étendent de ce point vers le canal inguinal, qu'ils traversent pour se fixer d'une part à son trajet et à son orifice externe et aller se terminer d'autre part dans la grande lèvre. Leur longueur moyenne peut être évaluée à 14 centimètres. Aplatis d'avant en arrière et assez larges à leur point de départ, ils deviennent cylindriques plus loin, puis s'effilent à leur extrémité terminale.

On peut donc, pour étudier leur trajet et leurs rapports, leur distinguer trois portions : une portion postérieure ou pelvienne, une portion moyenne ou iliaque et une portion antérieure ou inguinale.

Pour ce qui est de la portion pelvienne, on peut dire d'une façon générale qu'elle est comprise dans un des replis que le ligament large soulevé par les organes qui y sont renfermés forme à la partie supérieure. On sait que ce ligament est à la partie supérieure sillonné, pour ainsi dire, en trois saillies distinctes : l'une antérieure, la seconde et la troisième postérieures. Ces trois saillies ont reçu le nom d'ailerons ; dans le moyen se trouve la trompe ou oviducte ; dans le postérieur l'ovaire, et c'est dans l'antérieur qu'est logé le ligament rond. On peut donc dire que la portion pelvienne de cet organe répond à la lame antérieure des ligaments larges, avec laquelle elle se confond au niveau de sa continuité avec l'utérus, mais qui l'entoure bientôt en s'appliquant à elle-même pour former l'aileron antérieur.

La saillie que présente cette première portion est en

général, dit M. Sappey, peu accusée et souvent presque nulle ; l'aileron alors n'existe pas. Dans quelques cas assez rares, elle est au contraire très prononcée. Cette première portion a la forme d'un triangle, dont la base extrêmement mince se prolonge sur la face antérieure de l'utérus, et dont le sommet plus ou moins arrondi se continue avec la portion moyenne du ligament au niveau du détroit supérieur du bassin. Elle est en rapport en avant avec la vessie, en arrière avec l'ovaire, au bout avec l'aileron de la trompe, qui est d'ordinaire un peu plus élevé.

La portion iliaque se caractérise par sa forme et sa direction : elle est cylindrique et se porte obliquement du détroit supérieur à l'orifice abdominal du canal inguinal. Dans ce trajet, elle croise à angle aigu le cordon de l'artère ombilicale, le muscle psoas, les vaisseaux iliaques externes, le fascia ilicia, le fascia transversales et les vaisseaux épigastriques. Au niveau de ces vaisseaux le ligament rond se comporte chez la femme comme le canal déférent chez l'homme, c'est-à-dire qu'il décrit une courbe à concavité inférieure qui embrasse la courbe à concavité supérieure de ce faisceau vasculaire.

Quant à la portion inguinale, qui devra surtout nous occuper plus loin, les auteurs sont très brefs. D'après eux, elle est plus grêle que la précédente, s'effile de plus en plus, s'attache par quelques fibres sur la paroi inférieure du trajet inguinal, par d'autres sur l'épine du pubis, puis franchit l'orifice externe du canal et se termine dans la partie supérieure des grandes lèvres. C'est tout ce qu'ils en disent ; nous exposerons dans un instant ce

que nos recherches nous ont donné relativement au volume
et aux insertions de ce cordon.

Toutes ces notions sont générales, sont vulgaires, si l'on
peut ainsi dire; on les trouve dans tous les traités d'anatomie descriptive. Nous ne les avons données ici que pour
être complet et nous ne nous étendrons pas davantage
sur ce sujet. Il y a seulement deux points sur lesquels
nous tenons à attirer l'attention : ce sont les rapports du
ligament rond avec le péritoine et les rapports de ce même
organe avec les muscles petit oblique et transverse de
l'abdomen.

Jusqu'en 1865 tous les auteurs avaient admis l'existence
du fameux canal de Nück, qui enveloppait le ligament
rond chez le fœtus et l'enfant. Swammerdam, Nück, A. Cooper,
J. Cloquet, Cruveilhier, tous les anatomistes enfin étaient
d'un avis unanime. Seuls Camper et Velpeau avaient fait
quelques réserves.

A ce moment parut la remarquable thèse de doctorat
de M. le professeur Duplay sur les collections séreuses et
hydatiques de l'aine, où plusieurs pages sont consacrées
à l'étude du « prétendu canal de Nück. » Nous ne pouvons mieux faire que de citer textuellement les principaux
passages de ce travail.

« J'ai examiné à ce sujet, dit l'auteur, 21 fœtus à
différents âges, depuis 4 à 5 mois jusqu'au moment de
la naissance, et je dois avouer que je n'ai pas rencontré
une seule fois le moindre vestige du prétendu canal de
Nück.

« Lorsqu'on a disséqué la grande lèvre et mis à nu
l'ouverture externe du canal inguinal, on voit passer par

cet orifice les vaisseaux du ligament rond, entourés par un tissu cellulaire fin et se perdant dans la grande lèvre.

Dans aucun cas je n'ai pu découvrir la moindre vestige d'une cavité séreuse à ce niveau ; j'ai pu disséquer les vaisseaux, les dissocier, les couper même complètement; toujours j'ai pu m'assurer ensuite, même chez les sujets les plus jeunes, que je n'avais nullement intéressé le péritoine.

« D'autre part, en examinant du côté de l'abdomen, au niveau du point où le ligament rond pénètre dans les parois abdominales, on voit le péritoine recouvrir en se déprimant légèrement l'orifice supérieur du canal inguinal, pour se réfléchir immédiatement sur le ligament rond, qu'il entoure complètement.

« En se portant ainsi des parois abdominales sur le ligament rond, le péritoine forme un double pli semi-lunaire, dont les bords libres, concaves et plus ou moins saillants, limitent en dehors du ligament rond une dépression ou une fossette, dont la profondeur varie. Lorsqu'on vient à exercer des tractions sur la paroi abdominale, on voit cette fossette se prononcer davantage et simuler chez certains sujets l'ouverture d'un véritable canal. Mais il est facile de s'assurer que cette disposition n'est qu'apparente, qu'elle est due à ce que, en tirant sur la paroi abdominale et sur le péritoine, on augmente la saillie des replis qui se portent sur le ligament rond et par suite la profondeur de la saillie qu'ils circonscrivent, qu'au niveau de cette dépression la séreuse passe au-dessus de l'orifice supérieur du canal inguinal sans s'y enfoncer, et enfin que, dans aucun cas, on ne saurait assimiler cette simple fossette à l'ouverture d'un canal séreux se prolongeant dans l'intérieur du trajet inguinal. Il suffit, pour bien saisir cette différence, d'examiner comparativement l'orifice du canal péritonéo-vaginal qui, chez le fœtus mâle s'observe en dehors du cordon spermatique au point où celui-ci pénètre dans le canal inguinal.

« Nous avons toujours observé, Spiess et moi, une simple fossette située en dehors du ligament rond, au niveau de l'orifice inguinal supérieur, sans aucune ouverture ni aucun canal séreux.

« Je serais donc tenté d'admettre que l'erreur des anatomistes qui ont admis le canal de Nück et qui prétendent l'avoir vu provient de ce qu'ils l'ont produit artificiellement ou bien de ce qu'ils ont eu à faire à des sacs herniaires. Cette dernière supposition me paraîtrait la plus probable, car, en voyant la facilité avec laquelle on peut déprimer le péritoine au niveau de l'ouverture inguinale interne, il est permis de croire que la hernie inguinale doit être fréquente chez les petites filles, opinion déjà émise par A. Cooper et Dupuytren, mais qu'ils fondaient sur une autre raison, la présence d'un canal ouvert.

« Les faits qui précèdent sont assez nombreux pour autoriser à conclure que, *si le canal de Nück existe réellement c'est à titre d'exception assez rare*, puisque dans 25 cas où on l'a recherché avec le plus grand soin, on n'en a découvert aucune trace. »

Il est impossible d'ajouter quoi que ce soit à cette descrip-

tion si nette et si complète, que nous avons nous-même véri-
fiée sur quatre fœtus.

Pour ce qui est des rapports du ligament rond avec les muscles petit oblique et transverse de l'abdomen, ils n'ont jamais
été étudiés d'une façon précise. De ce que disent les auteurs,
ressort seulement cette notion vague, que le ligament, par cela
même qu'il est situé dans le trajet inguinal, est en rapport
avec les fibres les plus inférieures de ces deux muscles. Mais,
lorsqu'on dissèque avec soin la région, on y découvre des
détails intéressants et qui suffisent amplement à expliquer les
erreurs qui ont été commises à propos de la structure de cette
portion du ligament.

Voici comment nous nous y sommes pris pour pratiquer
cette dissection. Nous avons incisé la peau verticalement sur la
ligne médiane de l'abdomen, depuis un point correspondant à
2 ou 3 centimètres au-dessous de l'ombilic jusqu'au devant de
la symphyse pubienne, puis de la partie supérieure de cette
incision nous faisions en partir perpendiculairement une autre
que nous prolongions jusque sur la limite de la région antérieure
et de la région latérale de l'abdomen.

Disséquant la peau et le tissu cellulaire sous-cutané,
nous rabattions le volet ainsi formé en bas et en dehors
jusqu'à ce que nous ayions mis complètement à découvert
la face antérieure du canal inguinal. Alors, après avoir
nettement débarrassé l'aponévrose du grand oblique des
tissus sus-jacents, nous déterminions l'orifice externe du
trajet inguinal, dans lequel nous introduisions une sonde
canelée en ayant soin de la promener très près en arrière
de cette aponévrose pour ne pas entamer les organes
contenus dans le trajet. Nous incisions l'aponévrose avec

précaution sur cette sonde, en grattant, pour ainsi dire, avec la pointe du bistouri, et nous écartions en haut et en bas les deux lèvres de l'incision. Immédiatement nous tombions sur une sorte de toile celluleuse, absolument distincte des tissus environnants, bien que très mince, et tout-à-fait comparable à ce qu'on appelle la tunique fibreuse du cordon chez l'homme par sa constitution et par ses fonctions.

En effet, de même que cette enveloppe fibreuse de l'homme entoure tous les organes du cordon et en forme une sorte de tout, de même ici cette toile celluleuse entoure le ligament rond ; et, lorsque celui-ci, à la sortie du canal inguinal, commence à se dissocier, elle en contient tous les éléments.

Cette toile celluleuse, nous l'incisions et la rabattions. Alors deux choses frappaient notre vue : d'abord les fibres des muscles transverse et petit oblique de l'abdomen dirigées vers la partie antérieure, et de plus au-dessous des fibres disposées d'une façon particulière. Ces fibres forment un petit faisceau musculaire décomposé nettement en deux par une ligne celluleuse ; de plus, il est séparé de la masse charnue des muscles précédemment indiqués par un petit triangle à base interne rempli de tissu cellulaire lâche entremêlé de quelques lobules adipeux. La base de ce petit triangle, tournée en dedans, mesure environ un centimètre.

A la partie externe, ce faisceau se condense pour aboutir à un petit tendon qui va s'insérer à la face supérieure de l'arcade de Fallope un peu en dehors de sa partie moyenne. Ce faisceau part manifestement d'une part de l'épine pubienne et aboutit d'autre part à la paroi infé-

rieure du canal inguinal, de façon que, d'après ses insertions, il serait permis de l'appeler inguino-pubien. Mobili-
sant maintenant ce faisceau et le relevant, nous apercevions
au-dessous et en arrière un cordon arrondi situé sur
l'arcade, entouré de veines d'autant plus nombreuses qu'on
se rapproche de sa partie inférieure et interne : ce n'est
autre chose que le ligament rond.

On voit alors ce ligament s'enfoncer isolé dans la profondeur du canal inguinal pour pénétrer dans l'intérieur
de la cavité abdominale. Enfin, dernier détail, on constate toujours la présence d'un lobule adipeux allongé dans
le sens de l'arcade, tout près d'elle, au-dessous et un peu
au-devant du ligament (*fig.* 1).

Nous avons vérifié sur un grand nombre de sujets
cette disposition, dont le dessin ci-joint donne, croyons-
nous, une idée précise. Nous en avons été frappés en
même temps, Clado et moi, et, sans que nous nous soyons
communiqué nos recherches, nos résultats ont été absolument semblables. Nous l'avons de plus contrôlée par l'histologie.

Enlevant le canal inguinal tout entier avec son contenu
sur un sujet frais, et pratiquant de suite sur lui des coupes
au moyen du microtome à congélation, nous avons toujours obtenu la superposition des divers éléments telle que
nous l'avons indiquée. Ces coupes montrent les rapports
de la façon la plus nette et la plus démonstrative.

Pour en avoir fini avec l'anatomie descriptive du ligament rond, il nous reste deux points à étudier : sa vas-
cularisation et son développement.

Les vaisseaux sont très nombreux dans le ligament rond,

comme nous le verrons au chapitre de la structure, car ce
sont surtout les coupes histologiques qui permettent le
de bien étudier la disposition des vaisseaux.

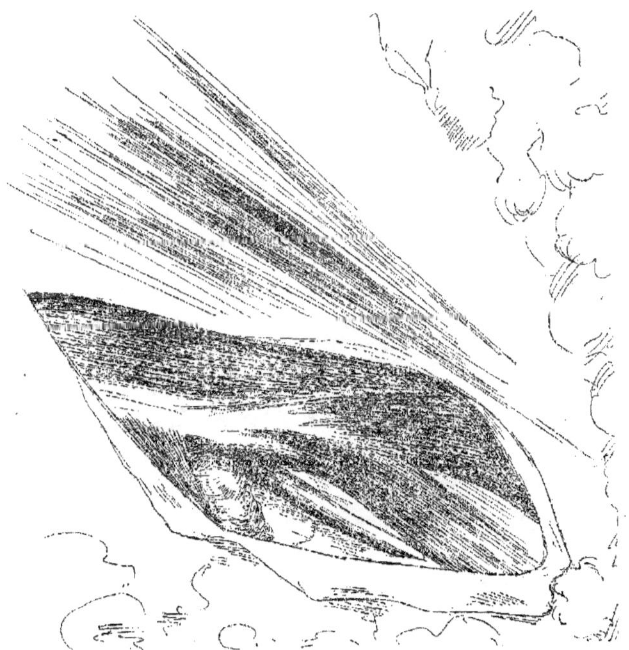

Fig. 1. Canal inguinal fendu suivant sa longueur.

La paroi antérieure est écartée en haut et en bas. On voit par cette ouverture, à
la partie supérieure de la figure, les fibres réunies des muscles transverse et petit
oblique, et au dessous le faisceau strié inguino-pubien venant se terminer par un
tendon spécial.

Plus bas se trouvent le ligament rond et le lobule adipeux constant. Enfin, on dis-
tingue nettement le triangle de séparation (*Dessin d'après nature*).

Nous dirons donc seulement maintenant que l'artère principale de ce ligament provient quelquefois directement de l'épigastrique, mais le plus souvent de la crémastérine, qu'elle est d'ordinaire assez voisine de la partie centrale et se prolonge jusqu'à l'utérus, auquel elle est principalement destinée.

De ces parties latérales partent des artérioles qui se ramifient dans les vaisseaux musculaires environnants.

Quant aux veines, elles sont plus nombreuses et plus volumineuses que les artères. « L'une d'elles, dit M. le professeur Sappey, ordinairement plus considérable, en représente le tronc principal, toutes communiquent entre elles et forment un plexus déjà très manifeste chez le fœtus. Elles sont situées aussi au centre de la couche musculaire. Les plus grosses contiennent des valvules dont le bord concave regarde le pli de l'aine ; le sang qui les parcourt se porte par conséquent de l'utérus vers la veine fémorale. Parvenue dans le canal inguinal, la principale d'entre elles vient se jeter directement dans l'origine de la veine iliaque externe ou bien dans l'une des veines épigastriques ; les autres traversent le canal inguinal, sortent par son orifice inférieur et se terminent en s'anastomosant avec les veines du pénil et des grandes lèvres.

Ces veines n'offrent aucune importance dans l'état habituel. Mais elles en acquièrent une très grande pendant le cours de la grossesse. Alors, en effet, les veines iliaques primitives et la veine cave inférieure se trouvent comprimées par l'utérus ; le sang apporté par les veines utérines ne pénètre que difficilement dans les veines iliaques internes ; aussi voit-on alors les veines utéro-ovariennes se développer pour suppléer à leur insuffisance.

Pour la même raison, les veines du ligament rond se développent aussi ; et, comme la veine iliaque externe n'est pas plus libre que l'interne, le sang au lieu de pénétrer dans ce tronc, reflue vers le plexus des veines sous-cutanées, qui s'hypertrophie considérablement.

Chez la plupart des femmes arrivées au huitième ou au neuvième mois de la gestation, ce plexus est en général très développé. — Or la suite de plusieurs grossesses rapprochées, il peut devenir le siège de varices ; j'ai observé deux faits de ce genre » (*Traité d'anatomie descriptive*, III° édition, p. 748).

Dans nos préparations histologiques nous n'avons pu reconnaître la présence de nerfs. Elle est cependant probable, puisqu'il y a des fibres musculaires en si grand nombre, et alors ils viennent du rameau génital de la branche génito-crurale, qui est en rapport avec le ligament dans une partie de son trajet.

Le développement du ligament rond est fort simple et peut être exposé en quelques mots :

L'ovaire est rattaché à l'origine aux corps de Wolff par un mésovarium. Quand les corps de Wolff ont disparu, le péritoine qui les recouvrait forme les ligaments larges ; le ligament diaphragmatique des corps de Wolff disparait ; le ligament supérieur qui rattachait l'extrémité supérieure de la glande génitale constitue la branche qui relève l'ovaire au pavillon de la trompe ou à l'extrémité du conduit de Müller ; le ligament inférieur de l'ovaire devient le ligament qui rattache l'ovaire à l'utérus ; enfin le ligament lombaire des corps de Wolff constitue le ligament rond, qui traverse le canal inguinal accompagné suivant, la plupart des auteurs, par un prolongement du péritoine en forme du cul-de-sac au canal de Nück, qui disparaîtrait plus tard.

Nous avons suffisamment insisté sur ce canal de Nück pour n'y plus revenir: M. le professeur Duplay nous a appris dans sa thèse quelle est la vérité sur ce point.

Les détails que nous venons d'énumérer sont parfaitement visibles sur des coupes pratiquées sur les embryons des mammifères.

En résumé, nous dirons que l'anatomie du ligament rond était bornée à quelques notions générales de trajet et de rapports avant la thèse de M. le professeur Duplay. Cette thèse fixa la disposition du péritoine au niveau de ce cordon. Quant aux connexions exactes avec les muscles petit oblique et transverse de l'abdomen, nous croyons qu'elles n'étaient pas connues. En tout cas, jamais on n'aurait pensé à examiner attentivement la partie inguinale du ligament et surtout son extrémité extra-inguinale jusqu'à ces derniers temps, où l'opération d'Alexander-Adams fit quelque bruit parmi les chirurgiens.

À ce moment seulement on commença à s'en occuper, mais ce ne fut nullement au point de vue descriptif: on chercha seulement le moyen de trouver l'extrémité externe de l'organe, on tenta de préciser les règles qui devaient présider à sa découverte, mais nul ne songea à refaire ou plutôt à faire l'anatomie de cette portion extra-abdominale.

La discussion porta simplement sur ce point : Est-il possible de trouver le ligament rond ou bien cette recherche n'est-elle que rarement couronnée de succès? On ne se préoccupa nullement de savoir pourquoi dans certains cas des chirurgiens avaient échoué dans sa recherche et s'il y avait là une cause anatomique ou une maladresse opératoire. Chacun résolut la question dans un sens absolu : les opérateurs malheureux allant jusqu'à nier, non-seulement la possibilité de découvrir l'extrémité du ligament, mais l'existence même de sa portion extra-inguinale, les autres pensant que toujours la chose est de la plus grande facilité.

Il nous serait aisé de citer les noms de nombreux auteurs qui ont renoncé à trouver l'organe ; mais nous n'avons pas à faire ici un chapitre historique qui se rapporterait plutôt à la pathologie de la question, et nous nous bornerons à reproduire quelques-unes des opinions relatées par MM. Doléris et Ricard dans leur article de l'*Union médicale* du 24 novembre 1885.

« Il y a vingt ans environ, disent-ils, trois chirurgiens belges qui tentèrent l'opération, durent renoncer à leur entreprise et refermer la plaie sans avoir trouvé le ligament. La chose fit scandale. Le réinventeur prétendu, le docteur Alexander, qui recommandait, au début, à ses imitateurs, une patience assez minutieuse, semble considérer aujourd'hui la manœuvre comme fort aisée. Toutefois, peu de gynécologues sont de son avis, et, chose assez piquante, pendant qu'il traite de haut les chirurgiens maladroits qui ont éprouvé des désillusions ou des échecs, son collaborateur dans l'invention, le docteur Adams, plus modeste ou plus avisé, s'insurge contre l'idée d'en livrer l'exécution à des chirurgiens novices : « Le ligament rond est parfois très difficile à voir…, même à montrer à l'amphithéâtre sur le cadavre. » (*British medical Journal*, 3 octobre 1885).

Quoi qu'il en soit, dans deux cas sur quatre, un gynécologue américain expérimenté, Mundé n'a jamais pu réussir à les mettre à découvert, même en ouvrant largement le canal inguinal, chez des femmes grasses ; il a fallu renoncer à l'opération. Ces faits sont tout récents. Plus récemment encore,

Emmet a vu échouer l'opération, et elle ne lui inspire qu'une mince sympathie ; de même Lawson Tait, dans le seul cas où il l'ait entreprise, Reeves, Keith, Croom, Duncan, Smart, etc., trouvent la recherche du ligament rond très difficile ; il a fallu dans plusieurs cas, consacrer une heure et demie et jusqu'à deux heures pour en découvrir un sur les deux et l'on a renoncé à trouver l'autre (*British medical association*, 10 juin 1885. — *Société obstétricale Edinburg*, 25 mai 1885). »

La chose était donc très discutée, mais le procès était jugé, on peut le dire, sans que la cause eût été entendue. Ceux qui essayèrent les premiers d'éclaircir le dossier de l'affaire furent nos excellents collègues, les docteurs Tissier et Hache, qui firent quelques recherches cadavériques dont ils communiquèrent les résultats à la séance de la Société clinique du 9 avril 1885. Ils se prononcèrent nettement, disant que la découverte de l'extrémité du ligament rond est souvent très difficile et parfois impossible.

Là s'étaient bornées les recherches : quelques incisions sur le cadavre, et c'était tout. Rien n'avait plus été dit ni écrit sur la question, lorsque parut l'article de MM. Doléris et Ricard dans l'*Union médicale* du 24 novembre 1885. Ces derniers, à la suite d'investigations ayant porté sur 28 cas, confirment à peu près le jugement porté par leurs devanciers :

« Nos recherches, disent-ils, expliquent largement les dissentiments et les issues diverses des tentatives. Elles nous ont montré qu'à partir de l'orifice inguinal interne il n'existe plus, à proprement parler, que des vestiges insignifiants du ligament rond; nuls chez les jeunes sujets, nuls chez les femmes maigres, introuvables, s'ils existent, chez les sujets très gras, ils sont un peu plus visibles chez quelques vieilles femmes et dans la période postpuerpérale. Mais, dans ces derniers cas, il serait difficile d'y découvrir autre chose que des artérioles, quelques veinules parfois variqueuses, des filets nerveux dont un volumineux ; la branche inguinale du nerf génito-crural, et quelques tractus fibrillaires qui les unissent. Parfois, ces tractus sont remplacés par des pelotons graisseux, et les éléments vasculo-nerveux épars et dissociés dans le trajet inguinal ne représentent même plus une fausse apparence de ligament. Voilà ce qu'il faut dire, voilà la vérité anatomique qui aurait évité les déceptions.

« En réalité donc, le ligament rond, au sortir du petit bassin se fixe solidement sur la charpente fibreuse de l'orifice interne du trajet inguinal ; il s'épuise sur les fascias et les tendons aplatis qui constituent cette charpente. Dans l'origine du trajet il reçoit quelques fibres détachées du petit oblique avec lesquelles il se confond ou plutôt avec lesquelles il semble se continuer. Dans le trajet lui-même, les éléments vasculo-nerveux, réunis ou non à quelques tractus fibrillaires, se retrouvent seuls, lâchement fasciculés ou isolés les uns des autres. Il serait impossible d'y démontrer des fibres musculaires lisses dans la majorité des cas. Or ce sont, le plus souvent, les faisseaux déliés, détachés du petit oblique, ou les vaisseaux et leur gaine, parfois le nerf ou un de ses minces filets, que l'on saisit soit à la sortie du canal inguinal, soit dans l'intérieur du trajet. »

Au moment où parut cet article, nous avions depuis cinq mois commencé des recherches sur l'anatomie des ligaments ronds. M. le professeur Duplay, ayant résolu de pratiquer sur une malade le raccourcissement de ces ligaments, en fit plusieurs fois la découverte sur le cadavre. Cette découverte fut des plus faciles; et, étonné de la divergence des résultats obtenus par les chirurgiens, nous entreprîmes de chercher à les expliquer et à fixer ce point d'anatomie.

Lors de la publication des travaux de MM. Doléris et Ricard, nous avions déjà expérimenté sur 62 sujets, et nous fîmes insérer dans le n° de l'*Union médicale* du 6 décembre 1885 une simple note où nous résumions les résultats que nous avions obtenus et qui étaient contraires à ceux des auteurs précédents. Nous devons à la vérité de dire, que quelque temps après, paraissait dans le même journal (n° du 29 décembre 1885) un nouvel article de MM. Doléris et Ricard corrigeant les opinions précédemment émises par eux, et M. Doléris faisait au même moment sur ce sujet une communication à la *Société d'obstétrique* (séance du 10 décembre 1885).

Nous tenons à indiquer d'abord, avant de donner les résultats de nos expériences, dans quelles conditions nous les avons faites. Les unes, et c'est la plupart, ont été pratiquées dans les hôpitaux sur des cadavres déposés depuis 24 heures au moins dans l'amphithéâtre, c'est-à-dire relativement frais, les autres ont été faites sur des sujets de l'Ecole pratique, c'est-à-dire sur des sujets injectés et ayant séjourné de quinze jours à un mois dans les locaux où ils sont mis en réserve.

Quant au procédé que nous avons mis en usage pour découvrir le ligament rond, il n'est autre que le procédé du docteur Imlach, modifié ainsi que nous l'exposerons au chapitre de la médecine opératoire.

Enfin, nos expériences ont porté sur 90 cas, comprenant : des nullipares et des multipares, des sujets d'âges différents, des cadavres présentant une disposition absolument normale de l'appareil génital et d'autres offrant des types pathologiques.

Le tableau ci-joint indique d'ailleurs la particularité inhérente à chaque cas.

Maintenant, exposant ce que nous avons constaté, nous dirons que la recherche de l'extrémité extra-inguinale du ligament rond n'a jamais constitué une véritable difficulté opératoire. Dans l'immense majorité des cas j'ai trouvé, après avoir fait les délabrements nécessaires, cette extrémité sous la forme d'un cordon unique, situé au milieu de la boule graisseuse et se divisant au sortir de cette boule en plusieurs filaments pour aller aboutir aux points que j'ai précisés plus haut.

C'est là, nous le répétons, ce qui arrive presque toujours, ainsi qu'en fait foi le tableau contenant le résumé de nos expériences. Quelquefois cependant, il est vrai, le ligament rond, à partir de sa sortie du trajet inguinal, est pour ainsi dire, dissocié, il se présente sous la forme de plusieurs filaments, mais parfaitement reconnaissables, ressemblant à de petits tendons. Ces filaments appartiennent non pas aux muscles abdominaux, mais bien manifestement au ligament rond. Il est facile de s'en convaincre en poussant la dissection plus en arrière : ils pénètrent dans le canal inguinal, et dès leur entrée ils se joignent les uns aux autres pour constituer ce qu'on peut appeler alors véritablement le ligament rond. C'est du moins ce que nous avons vu, dans ces cas ; et, si alors on ne trouve que des filaments représentant la partie extra-inguinale du ligament, il est facile en suivant ces petits organes fibreux, et assez volumineux pour être nettement distingués, d'arriver jusqu'à l'entrée du canal inguinal, où on ne tarde pas à découvrir le vrai ligament rond :

C'est ce qui nous a permis d'écrire dans l'*Union médicale* du 6 décembre 1885.

« Le ligament rond existe constamment sur tous les sujets. Il existe toujours en tant que ligament véritable ou cordon plein dans le trajet inguinal. A partir de l'orifice externe de ce trajet, on le trouve le plus souvent dans le même état ; quelquefois, cependant, il est dissocié, mais dans des cas relativement rares, et on peut toujours alors le reconstituer en en réunissant les éléments ».

En outre, plus on avance dans le trajet inguinal, plus d'ordinaire le ligament rond devient gros ; ils n'acquiert son volume normal que vers la jonction de la moitié antérieure avec la moitié postérieure du canal ou un peu en avant de ce point.

En tout cas, il sera donc toujours facile de trouver le ligament rond si on ne le trouve pas constitué d'emblée, on en chargera les divers éléments sur une sonde cannelée, on les suivra et on tombera infailliblement, qu'on nous passe l'expression, sur le nid de la pie.

Le second point que nous avons voulu vérifier avait rapport au péritoine. Nous savons ce qu'il en est du canal de Nück ; mais nous savons aussi que la séreuse abdominale, au niveau de l'orifice interne du trajet inguinal, forme un repli, un véritable cul-de-sac autour du ligament rond. Il était important de savoir si ce cul-de-sac était normalement très adhérent au ligament et si, lorsqu'on attirait ce cordon au dehors, le péritoine le suivait et s'invaginait avec lui dans le trajet inguinal.

MM. Doléris et Ricard affirment cette dernière disposition et donnent cette conclusion :

« Si on a le soin de regarder du côté de la cavité abdominale ouverte pour surveiller l'opération, on voit, au fur et à mesure des tractions exercées, le péritoine se tendre sur la paroi pelvienne correspondante. Tous les tissus sont tiraillés, artères, veines, nerfs, fascias, et un infundibulum se dessine, du côté de l'abdomen, au niveau de l'orifice inguinal interne.

Cet infundibulum, que le doigt sent très bien sur le cadavre, s'approfondit en proportion des tractions, et il en faut très peu pour amener la séreuse dans l'orifice externe du trajet inguinal. Or, souvent, cette sorte d'invagination est déjà très nettement accentuée, lorsque l'utérus commence seulement à être mobilisé. On peut juger de ce qui arrive lorsque le redressement est complet, et il ne peut l'être, quoi qu'on en ait dit, sur le cadavre du moins, qu'après la résection de 6, 8, parfois 10 centimètres du ligament, habituellement allongé par la déviation en arrière de l'utérus. Il est étrange que quelques opérateurs, qui disent avoir réussi, aient pu obtenir un résultat quelconque avec la résection de 2 ou 3 centimètres seulement.

« Que l'on suppose maintenant l'opération faite sur le vivant. Le chirurgien, qui aura, non sans peine, reconstitué le trajet inguinal en dissociant tout ce qu'il contient et réussi à dégager un semblant de faisceau, qui tirera sur les fibres, vaisseaux ou nerfs de ce faiseau faisant suite à l'extrémité réelle du ligament rond, sentira, après quelques efforts, la résistance céder ; pensant avoir mené à bout son opération, il verra le faisceau s'élargir, s'isoler, devenir net, et il en réséquera la longueur qu'il jugera nécessaire. Il s'apercevra alors qu'il a fait un trou au péritoine et que ce qu'il prenait pour la portion abdominale du ligament rond, dépourvue de péritoine, est justement la face externe de l'infundibulum séreux doublant le ligament. Il aura tiré comme s'il tenait un parapluie par le petit bout. Heureux si déjà il n'a pas, sans s'en apercevoir, perforé le péritoine avec la sonde. La séreuse étant reconnue ouverte, cet accident, quoique grave pour une opération prétendue insignifiante, est réparable évidemment ; mais, s'il passe inaperçu et que l'on fasse dans la plaie, ainsi que cela est conseillé, des irrigations antiseptiques à un fort titre, avant de serrer les fils des sutures, on voit les conséquences qui en découlent. Or, dans nos premières opérations sur le cadavre, nous avons souvent ouvert le péritoine en cherchant à dégager, au fond du trajet inguinal, l'extrémité du ligament rond, et nous ne nous en apercevions même pas à cause de l'infundibulum qui nous cachait l'ouverture du côté du ventre. Dans l'incision même, la séreuse apparaissait comme une gaine celluleuse entourant le ligament.

« Un fait est donc certain, c'est que le ligament rond ne glisse pas sous le péritoine pelvien qui l'engaine ; il lui adhère intimement. Si on veut l'attirer à l'extérieur pour le réséquer dans sa portion intra-abdominale, la seule qui soit en cause, il faudra entraîner aussi le péritoine tirailler la séreuse et ses dépendances dans toute la région intra-pelvienne corres-pondante, l'ouvrir et la mettre ainsi directement en communi-cation avec la plaie. Sinon, on ne fera que réséquer la portion extra-abdominale de ligament rond, c'est-à-dire *rien* ; ce sera une opération inutile. La blessure du péritoine est considérée par Alexander comme le résultat de la maladresse de l'opérateur. Nous affirmons, nous, que, dans bien des cas, on ne peut réséquer une longueur suffisante du ligament rond sans ouvrir le péritoine. Il est vrai, d'autre part, que cette nécessité sera diversement jugée par les chirurgiens, et son importance n'est que relative, mais il n'est pas moins utile de mettre les faits à leur point exact. » (*Union médicale*, 24 novembre 1885).

Sur ce point encore notre opinion n'est pas la même; mais, hâtons-nous de le dire, nous devons distinguer deux cas. Dans les expériences où nous avons eu affaire à des femmes ayant eu des inflammations qui avaient atteint le péritoine à ce niveau (péritonites de toute nature, phlegmons de la fosse iliaque interne etc., etc.), la séreuse était très adhérente au ligament rond, et nous observions les particularités décrites précédemment : le péritoine mobilisé s'invaginait dans le trajet inguinal lorsque nous attirions le ligament au dehors ; et, plus la traction était considérable, plus le cul-de-sac devenait profond. Mais, lorsque nous avions affaire à des parties normales, à des tissus qui n'avaient été le siège d'aucune inflammation, nous avons toujours constaté que l'adhérence du péritoine au ligament rond était très peu intime, qu'il y avait plutôt accolement de la séreuse au ligament par l'intermédiaire de quelques tractus celluleux assez lâches pour être facilement décollés par un effort même minime. Le cul-de-sac devenait à peine plus profond, et en tout cas, quand même on eût réséqué une certaine longueur, 5, 7, 8 centimètres, du ligament rond, il n'y aurait eu aucun risque de blesser la membrane. Or, dans les premiers cas, c'est-à-dire lorsqu'il y a eu des inflammations assez violentes pour avoir pu provoquer des adhérences, on sait que le raccourcissement des ligaments ronds est absolument contre-indiqué.

Nous croyons donc pouvoir dire que, lorsqu'on fera en connaissance de cause une opération d'Alexander bien indiquée, on ne courra aucun risque d'inciser le péritoine. C'est du moins ce que nous avons constaté. Que si, par une exception malheureuse, cet accident arrivait, les suites

fâcheuses en seraient prévenues par le moyen auquel
M. le professeur Duplay conseille de recourir et que nous
indiquerons plus loin.

Une troisième recherche a consisté à mesurer les ligaments ronds. Nous les avons mesurés dans deux sens :
dans le sens de la longueur et dans celui de l'épaisseur.

Notre tableau ci-joint indique suffisamment ces dimensions
pour que nous y insistions peu ici. Nous dirons seulement
que la longueur a varié de 12 à 16 centimètres lorsque
l'utérus était dans sa situation normale, qu'elle a été en
moyenne de 14 centimètres par conséquent, et que, lorsque
l'utérus était en rétroversion, en rétroflexion ou en prolapsus, la longueur était toujours plus considérable, mais
sans que nous ayions jamais constaté un allongement portant le ligament au double de sa longueur normale, à
30 centimètres, comme on l'a avancé (*Union médicale* du
21 novembre 1885, feuilleton).

Quant au diamètre, nous l'avons mesuré en deux points
différents : au milieu de la portion abdominale et au milieu
de la portion inguinale. Nous avons trouvé que le premier varie de 1 millimètre à 2 millimètres, et le second de
1 mill. 1/2 à 2 mill. 1/2. Il ressort de là que le volume du ligament rond semble augmenter de l'entrée du canal inguinal
jusqu'à l'utérus. Toutefois, il est à peu près le même depuis le
milieu du trajet inguinal jusqu'à la jonction des deux tiers inférieurs avec le tiers supérieur de la portion abdominale. A partir
de ce point il s'élargit rapidement, en même temps qu'il
s'aplatit, jusqu'à l'angle de l'utérus. Enfin, il y a un léger
rétrécissement et surtout un certain degré d'aplatissement

au niveau de la réflexion sur l'orifice interne du trajet inguinal.

Nous nous sommes demandé ensuite si l'âge, la constitution, l'état de maigreur ou d'adipose, les diathèses, la grossesse, les déviations de l'utérus peuvent apporter quelques variations dans les caractères des ligaments ronds.

Par rapport à l'âge nous avons trouvé peu de chose, et nous ne pensons pas que cette cause puisse faire varier, tout au moins dans des proportions sensibles, le volume et les caractères du ligament rond. Toutefois, chez le fœtus et l'enfant ces cordons paraissent moins volumineux par rapport à l'utérus qu'ils ne le sont plus tard; mais, à partir de la puberté, leurs dimensions ne semblent pas changer. Dans la vieillesse, ils ne participent donc pas à l'atrophie plus ou moins notable des organes génitaux, et nous pouvons même dire que souvent chez les cadavres de vieilles femmes non chargées de graisse ces ligaments sont peut-être plus volumineux que chez des femmes d'âge moyen.

Il est évident *à priori* que, chez les femmes d'un embonpoint modéré, d'une musculature assez puissante, en un mot chez les femmes fortes et bien constituées, les ligaments ronds sont d'ordinaire plus volumineux, se dessinent mieux en cordon que chez les femmes débiles. C'est ce qui est résulté de nos expériences, et les différences entre les diamètres du ligament rond peuvent dans ces conditions varier de 1 à 3.

L'adipose modifie un peu les caractères des ligaments ronds. D'abord, leur extrémité est un peu plus difficile à trouver, car il est alors besoin d'inciser une couche profonde de graisse et de disséquer avec soin au milieu d'une masse adipeuse considérable. De plus, ils sont d'ordinaire infiltrés de graisse; on en trouve dans leur intérieur, entre les divers éléments qui les constituent et elle leur donne une couleur un peu différente de leur coloration normale.

Quant aux diathèses, nous aurons l'occasion d'y revenir au chapitre de la physiologie, et nous dirons que l'organe est en général moins résistant chez les femmes atteintes de cancer génital. Est-il en même temps plus petit? Sur les cadavres de cette nature que nous avons eu l'occasion d'examiner, ses dia-mètres étaient un peu diminués, mais dans de très faibles pro-portions. La diathèse cancéreuse s'attaque plutôt à la résis-tance qu'aux autres propriétés du cordon.

Nous avons eu la bonne fortune de disséquer le ligament rond sur 4 cadavres de femmes enceintes, l'une de trois mois environ, la seconde de quatre mois, une autre de sept mois; la dernière était presque à terme. Or, voici ce qui nous a semblé résulter de ces observations : dès le début de la gros-sesse le ligament rond participe à l'hypertrophie de tout le système génital, mais dans de bien moindres proportions que l'utérus ; il devient à peine plus gros que normalement, et n'est qu'à partir du 5° mois qu'il augmente rapidement de volume jusqu'à arriver à des dimensions à peu près doubles de celles qu'il pouvait présenter auparavant. Toutefois ceci ne semble vrai que pour la portion abdominale. La portion inguinale paraît augmenter dans des proportions beaucoup moins consi-dérables ; à peine s'accroît-elle de 1/3. Il faudrait évidem-ment, pour conclure d'une façon absolue, avoir des cas beaucoup plus nombreux, mais on sait que les autopsies sont relativement rares dans ces conditions.

Nous avons aussi examiné deux femmes dans l'état post-puerpéral, l'une 8 jours, l'autre 10 jours après l'accouchement. Les ligaments ronds étaient encore à peu près dans le même état qu'à la fin de la grossesse.

Enfin, lorsque l'utérus est prolabé ou dévié en arrière soit en rétroversion soit en rétroflexion, les ligaments ronds sont d'ordinaire plus volumineux que normalement dans la proportion de 1/3 au moins environ. Il semble que ces cordons, en même temps qu'ils s'allongent, s'hypertrophient, de façon que, dans les cas pathologiques où on aura à opérer leur raccourcissement, ils seront encore plus faciles à découvrir que sur les sujets normaux. C'est une observation que nous avons faite constamment, non-seulement sur le cadavre, mais aussi sur les deux malades que nous avons vu opérer. De plus, nous devons ajouter que sur le vivant le ligament rond est toujours plus gros que sur le cadavre, gonflé qu'il est par le sang qui remplit ses vaisseaux.

Nous pouvons donc dire que, d'après nos expériences. l'extrémité du ligament rond est toujours mise à découvert sans plus de difficultés qu'une artère. Evidemment on pourra dans certains cas avoir quelquefois un peu de peine à le mettre à nu, mais la difficulté sera plutôt de l'isoler que de le découvrir. De plus, on ne risquera pas, ou on ne risquera que bien exceptionnellement, de blesser le péritoine en attirant le ligament au dehors. M. le docteur Manrique, qui a eu l'occasion de disséquer 30 cadavres à ces divers points de vue, est d'un avis absolument conforme au nôtre.

Comment se fait-il donc que des anatomistes exercés aient pu nier la possibilité de trouver ce ligament, au moins dans un certain nombre de cas? Est-ce une conséquence des conditions où ils ont opéré, ou bien devons-nous incriminer le manuel opératoire ?

On a prétendu que, sur les cadavres vieux et injectés avec certains liquides, les tissus sont plus ou moins dissociés, détruits ou confondus les uns avec les autres.

Nous n'oserions pas nier que cela soit peut-être, dans certaines conditions, mais ce que nous pouvons dire, c'est que sur les sujets de l'école pratique, qui rentraient certes dans la classe des vieux sujets et qui étaient tous injectés avec le liquide ordinaire, les tissus étaient aussi distincts et en aussi bon état que sur les cadavres frais. Il y a certainement un degré de dessication inévitable en pareil cas, et le ligament rond est de ce fait moins gros que lorsqu'on l'examine sur les sujets des hôpitaux, mais de là à le nier il y a loin.

Nous ne voyons donc pas là, plus qu'ailleurs du reste, une cause qui suffise à expliquer les résultats contradictoires obtenus, et nous sommes persuadé que, lorsqu'on opèrera avec méthode, en suivant point à point le procédé que nous indiquons plus loin, en allant lentement et minutieusement comme on le fait dans une ligature d'artère, on arrivera toujours au but. Sinon, on ne devra s'en prendre qu'à soi, absolument comme lorsqu'un opérateur ne peut arriver à découvrir un nerf ou une artère qui est cependant à sa place habituelle et dans ses rapports normaux.

	AGE	LON-GUEUR	DIAMÈTRES		POSITION et état de l'utérus	ÉTAT de l'extrémité terminale du ligament
			portion abdominale	portion inguinale		
1	20	12	2 1/2	1 1/2	Normaux.	Un seul cordon.
2	18	12 1/2	2	1	Id.	Id.
3	32	16	2	2	Id.	Id.
4	23	15	2 1/2	2	Id.	Id.
5	44	13 1/2	1 1/2	1 1/2	Id.	Id.
6	49	14	1 1/2	1 1/2	Utérus cancéreux.	Id.
7	56	13	2	1	Utérus cancéreux.	Id.
8	27	12 1/2	2 1/2	1 1/2	Normaux.	Id.
9	60	14 1/2	2	1 1/2	Id.	Id.
10	19	15	2	1 1/2	Id.	Divisé en 3 parties.
11	43	15 1/2	2 1/2	1 1/2	Id.	Un seul cordon.
12	26	12	1 1/2	1	Id.	Id.
13	64	13 1/2	2 1/2	2	Id.	Id.
14	17	13	2	2	Antéflexion.	Id.
15	25	14	2	1 1/2	Normaux.	Id.
16	28	14	2 1/2	1	Id.	Divisé en 2 parties.
17	31	14 1/2	2	1 1/2	Id.	Divisé en 3 parties.
18	30	13	2	2	Id.	Divisé en 2 parties.
19	45	12 1/2	1 1/2	1	Id.	Un seul cordon.
20	37	12	2	1 1/2	Légère antéflexion.	Id.
21	16	12 1/2	2 1/2	1 1/2	Id.	Id.
22	23	13 1/2	2 1/2	1 1/2	Normaux.	Id.
23	27	14	2	1	Id.	Id.
24	22	14	2	1 1/2	Id.	Id.
25	36	15 1/2	1 1/2	1	Légère rétroflexion.	Divisé en 3 parties.
26	17	16	2 1/2	2	Légère rétroflexion.	Un seul cordon.
27	34	13	2 1/2	2	Normaux.	Id.
28	29	14	2	1 1/2	Normaux.	Divisé en 3 parties.
29	48	14	2 1/2	1 1/2	Normaux.	Un seul cordon.
30	34	14 1/2	2	1 1/2	Id.	Id.
31	63	15	2 1/2	2	Id.	Id.
32	60	13	1 1/2	1	Cancer de l'utérus.	Id.
33	49	14	1 1/2	1 1/2	Normaux.	Id.
34	22	12 1/2	2	1 1/2	Id.	Id.
35	37	14	2	1 1/2	Id.	Divisé en 2 parties.
36	28	15	2 1/2	1 1/2	Id.	Id.
37	54	13	2	1	Cancer de l'utérus.	Un seul cordon.
38	59	14	2 1/2	2	Rétroflexion.	Id.
39	34	14	1 1/2	1	Normaux.	Id.
40	19	12	1 1/2	1 1/2	Normaux.	Id.
41	68	23	2 1/2	2	Rétroflexion.	Id.
42	24	14 1/2	2 1/2	1 1/2	Normaux.	Divisé en 3 parties.
43	38	27	3	2	Rétroversion.	Un seul cordon.
44	32	13	2	1	Normaux.	Id.
45	26	14 1/2	2 1/2	1 1/2	Id.	Id.

	AGE	LON-GUEUR	DIAMÈTRES		POSITION et état de l'utérus	ÉTAT de l'extré interminale du ligament
			portion abdomi-nale	portion inguinale		
46	17	16	2	1 1/2	Normaux.	Divisé en 3 parties.
47	34	15	2	1 1/2	Id.	Id.
48	18	13 1/2	1 1/2	1	Id.	Un seul cordon.
49	29	24	3	2 1/2	Prolapsus.	Id.
50	23	12	1 /12	1 1/2	Normaux.	Id.
51	37	14	1 1/2	1 1/2	Id.	Divisé en 2 parties.
52	43	13	2	1	Id.	Un seul cordonr
53	48	13 1/2	2 1/2	1	Id.	Id.
54	48	17	2 1/2	1 1/2	Léger prolapsus.	Id.
55	54	26	3	2	Rétroversion.	Id.
56	63	14	1 1/2	1	Cancer de l'utérus.	Divisé en 4 parties.
57	69	13	1 1/2	1 1/2	Normaux.	Un seul cordon.
58	65	13 1/2	2	1	Id.	Id.
59	56	13 1/2	2 1/2	1 1/2	Id.	Id.
60	55	16	2	1 1/2	Id.	Id.
61	29	14	2 1/2	1 1/2	Id.	Id.
62	33	15 1/2	2	1 1/2	Id.	Divisé en 3 parties.
63	27	15	2	1	Id.	Un seul cordon.
64	38	13 1/2	2 1/2	2	Id.	Id.
65	42	23	2 1/2	2	Prolapsus.	Id.
66	27	25	3	2 1/2	Rétroflexion.	Id.
67	51	24	3	2	Id.	Id.
68	23	14	2 1/2	1 1/2	Normaux.	Divisé en 4 parties.
69	16	13 1/2	2	1	Id.	Un seul cordon.
70	18	14 1/2	2	1 1/2	Id.	Id.
71	22	13 1/2	1 1/2	1	Id.	Id.
72	24	13	2	1 1/2	Id.	Id.
73	47	27	2 1/2	2	Rétroversion.	Id.
74	54	14	2	1 1/2	Normaux.	Divisé en 3 parties.
75	36	16	1 1/2	1	Id.	Un seul cordon.
76	32	15 1/2	2 1/2	1	Id.	Id.
77	40	15	2	1	Id.	Id.
78	30	14 1/2	2	1 1/2	Id.	Divisé en 2 parties.
79	16	14 1/2	2 1/2	2	Id.	Id.
80	20	13	2	1	Id.	Un seul cordon.
81	54	19	2 1/2	1 1/2	Léger prolapsus	Id.
82	48	13 1/2	2	1	Normaux.	Id.
83	50	16	1 1/2	1	Id.	Id.
84	23	24	2 1/2	2	Rétroflexion.	Id.
85	23	13 1/2	1 1/2	1 1/2	Normaux.	Divisé en 3 parties.
86	26	14	2	1	Id.	Id.
87	34	15	2	1	Id.	Un seul cordon.
88	38	15 1/2	2 1/2	1 1/2	Id.	Id.
89	37	22	3	2	Rétroflexion légère.	Id.
90	22	23	2 1/2	1 1/2	Id.	Id.

STRUCTURE.

A rechercher de près les parties, on y trouve de toute sorte de tissus; rien n'est mieux filé, rien n'est mieux passé, rien n'est serré plus exactement.

(Bossuet).

La structure des ligaments ronds, à en juger par ce qu'en disent les auteurs, paraît avoir été peu etudiee. La description suivante se retrouve à peu près invariablement partout.

Le ligament rond, exclusivement formé de fibres lisses à son origine et de fibres striées à sa terminaison, se compose dans sa partie moyenne de ces deux ordres de fibres.

Les fibres musculaires striées naissent, soit de la paroi intérieure du canal, soit de l'épine du pubis : après avoir franchi le canal inguinal, elles s'étendent jusqu'à la portion pelvienne des ligaments ronds dans laquelle elles disparaissent tantôt au voisinage du détroit supérieur, le plus souvent à égale distance de ce détroit et de l'utérus, sans arriver jamais jusqu'à cet organe. Se groupant et suivant un trajet parallèle, ces fibres constituent un petit muscle qui a pour analogue chez l'homme le faisceau interne du muscle crémaster.

Les fibres musculaires lisses du ligament rond naissent des parties latérales de la matrice, particulièrement de sa moitié supérieure. Elles forment un faisceau d'abord aplati, qui s'ar-

rondit ensuite. Dans son trajet ce faisceau rencontre bientôt
le muscle strié; il l'entoure alors et recouvre toute sa moitié
terminale.

Nous avons voulu vérifier ces données et nous sommes
arrivé à des conclusions bien différentes de celles de nos prédé-
cesseurs. Voici d'ailleurs la façon dont nous avons expérimenté et les résultats que nous avons obtenus. Auparavant, nous tenons à inscrire ici le nom de notre cher ami
Clado, dont la compétence en histologie nous a été des plus
précieuses pour la rédaction de ce chapitre.

Les ligaments ronds ont été pris le plus tôt possible après
la mort et traités par les réactifs suivants : liqueur de Müller
et alcool absolu, eau ou alcool ordinaire, gomme, acide picri-
que, alcool absolu. Les colorations ont été faites principalement avec le picrocarmin et avec l'hématoxyline pour les
noyaux. Les pièces ont été examinées également par dissociation portant, soit sur la partie intra-abdominale, soit sur la
portion inguinale, soit sur la partie moyenne.

Portion intra-abdominale.

Dissociation. — On voit que le ligament est principalement
constitué par des fibres musculaires juxtaposées les unes à
côté des autres et formant ainsi des faisceaux longitudinaux
dont la largeur est environ de 40 à 50 μ. Ces faisceaux restent
aplatis et rubanés sur les dissociations au premier abord, mais
il est facile de ce convaincre qu'ils sont cylindriques en faisant
varier la vis micrométrique. Souvent deux ou trois de ces
faisceaux se juxtaposent presque sans tissu intermédiaire pour

constituer des faisceaux plus larges. Ces différents faisceaux
sont réunis dans toute l'étendue du ligament large par un
tissu conjonctif fibrillaire délicat et en abondance considérable. Ce tissu conjonctif contient des fibres élastiques presque
en aussi grande quantité que les fibres conjonctives. On peut
obtenir de très belles préparations en détruisant ce tissu conjonctif par l'acide acétique et colorent la préparation ou par

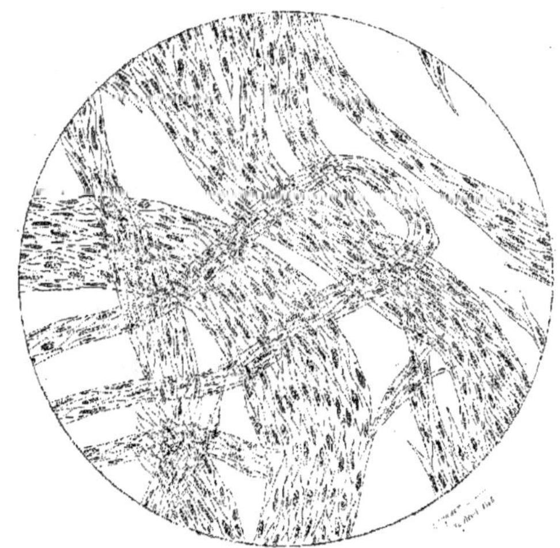

Fig. 2. Dissociation de la partie extra-abdominale du ligament rond.

Destruction du tissu conjonctif par l'acide acétique. Fibres musculaires lisses
Dessin d'après nature).

le picrocarmin ou par l'hématoxyline (fig. 2). On peut encore
par les dissociations reconnaître des vaisseaux et des capillaires dans la préparation, mais cela se voit beaucoup mieux
sur les coupes.

Coupes transversales (fig. 3). — A un faible grossissement
Zeiss 2,/Leitz 0, les coupes donnent immédiatement une idée de
ce qu'est cet organe. En effet, sur les coupes d'ensemble on
remarque une quantité considérable de vaisseaux, *dont les
plus gros siégent au centre de la préparation, et les plus petits*

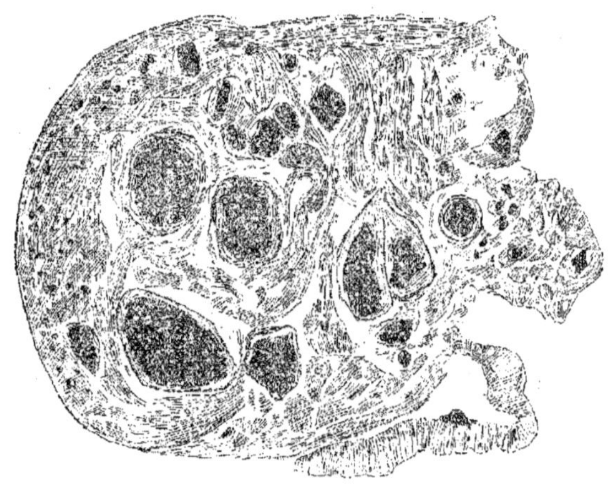

Fig. 3. Coupe transversale totale de la partie intra-abdominale du ligament rond.

On voit le péritoine représenté par un liseré noir, des vaisseaux de fibres musculaires lisses, et de nombreux orifices vasculaires, qui forment presque la moitié
de la coupe (*Dessin d'après nature*).

vers la périphérie, du côté du bord supérieur du ligament. Du
côté de ce que nous appellerons le hile du ligament, c'est à
dire du côté de la partie qui n'est pas recouverte par le péritoine, les vaisseaux sont moins nombreux. Certes l'espace
occupé par les vaisseaux équivaut à peu près à l'espace
occupé par le tissu intermédiaire. Quand on a pris soin de

fixer les globules par la liqueur de Müller, les préparations sont encore plus belles.

A un grossissement plus fort Zeiss 2/ Seibert 0, on peut se rendre mieux compte de certains détails. Le péritoine forme un liséré mince vers la périphérie du ligament et manque du côté du hile. Dans l'intérieur du ligament sur la coupe on peut distinguer des artères et des veines, mais ces dernières en plus grande abondance. Les petits vaisseaux qui sont situés sur la périphérie du ligament sont composés également d'artérioles et de veinules qui constellent littéralement le tissu. Le tissu intermédiaire aux vaisseaux est composé de lobules musculaires réunis les uns aux autres par du tissu conjonctif.

On voit très nettement que presque tous ces lobules musculaires sont coupés transversalement, d'où l'on peut déduire que les faisceaux qui les composent sont longitudinaux. Ces lobules musculaires sont séparés les uns des autres par des bandes conjonctives contenant des fibres élastiques.

A un fort grossissement Zeiss 2/ Seibert 5 on voit encore des détails plus intéressants. Nous n'avons rien à noter du côté des gros vaisseaux: leur structure ne présente rien de spécial ici, si ce n'est une riche musculature à leur partie moyenne aussi bien pour les artères que pour les veines. La plupart des lobules musculaires, qui montrent très nettement leurs fibres avec les noyaux coupés transversalement, sont percés à leur tour par des vaisseaux capillaires ou par des vaisseaux pourvus de paroi sur plusieurs endroits.

Quand on examine ces petits vaisseaux pourvus de paroi, on voit qu'ils forment une artère et une ou plusieurs veinules qui parcourent le faisceau musculaire dans le sens de sa longueur; d'où nous concluons que le ligament rond, au moins dans cette portion intra-péritonéale, n'est qu'un organe vasculaire. Le tissu musculaire, ainsi que le tissu conjonctif élastique, ne sert qu'à relier les différents éléments entre eux, et nous étions au-dessous de la vérité tout-à-l'heure, quand nous disions que l'élément vasculaire occupe à peu près un aussi grand espace que l'élément musculaire.

Sur les coupes on voit encore à ce grossissement que le tissu conjonctif présente une importance secondaire et qu'il sépare d'une part les lobules musculaires et d'autre part forme de petits lisérés autour des gros vaisseaux. Souvent par places on trouve des vaisseaux veineux obliquement dirigés, et, sur les coupes longitudinales, on voit nettement qu'il s'agit d'anastomoses, de sortes de canaux de sûreté.

Coupes longitudinales. — Sur des coupes longitudinales tout ce qui a été vu précédemment est confirmé. On voit en effet des faisceaux musculaires, cylindriques dirigés longitudinalement et anastomosés par places entre eux. Ces faisceaux sont réunis par du tissu conjonctif et servent de support aux vaisseaux, qui pour la plupart se dirigent dans le sens longitudinal et présentent des anastomoses latérales, de telle sorte que le tout offre l'aspect d'un lacis vasculaire antéropostérieur.

Portion inguinale.

Ici comme précédemment nous avons fait des dissociations et des coupes traitées et colorées par les différents réactifs susindiqués. Déjà l'anatomie macroscopique, comme nous l'avons dit, pouvait faire prévoir la structure du ligament rond dans sa portion extra-péritonéale.

Dissociation. — Sur une dissociation on trouve également l'élément musculaire lisse. Nous n'avons rencontré de fibres striées que dans les préparations où, comme nous l'avons dit précédemment, il s'était glissé des fibres provenant du faisceau musculaire inguino-pubien. Lorsqu'on a pris soin d'isoler le ligament et de prendre seulement le cordon cylindrique que nous avons représenté sur notre dessin, les préparations ne contiennent pas une seule fibre musculaire striée. Les fibres musculaires lisses sont dirigées longitudinalement comme dans la portion abdominale, mais ici le tissu conjonctif présente une autre importance : il est de beaucoup prédominant de même que les fibres élastiques, qui forment des touffes jetées au milieu de la préparation.

Coupes. — Sur les coupes longitudinales ou transversales il est facile de voir que les différents faisceaux musculaires se dirigent longitudinalement et présentent comme dans la portion intra abdominale des anastomoses latérales. Les bandes fibro-élastiques qui les séparent sont également dirigées dans le sens longitudinal et présentent par places une épaisseur considérable. Ici très peu de vaisseaux, contrairement à ce que nous avons observé pour la partie intra-abdominale ; d'ailleurs, ils n'offrent rien de particulier à noter.

Portion moyenne.

Pour ce qui est de la portion moyenne, du ligament rond, la description se laisse deviner, pour ainsi dire, d'après ce que nous avons dit. Ce n'est pas, comme on l'admettait jusqu'à aujourd'hui, un mélange de fibres lisses et de fibres striées, mais simplement des fibres lisses juxtaposées en faisceaux et séparées les unes des autres par du tissu conjonctif élastique.

Par conséquent, si nous examinons le ligament rond sur une vue d'ensemble, nous pouvons dire qu'il est composé de bandes musculaires longitudinales partant des faces antérieure et postérieure de l'utérus et venant se terminer vers l'épine pubienne, que ces faisceaux musculaires servent tout simplement de conducteurs et de supports aux vaisseaux qui au sortir de la cavité abdominale ou même encore dans l'abdomen (épigastrique) s'éparpillent dans différentes directions et quittent le ligament rond qui, diminuant de volume, va se terminer du côté de l'épine du pubis.

ANATOMIE COMPARÉE.

Os homini sublime dedit, cælumque tueri
Jussit, et erectos ad sidera tollere vultus
(OVIDE, *métamorphoses*, liv. I).

Les mammifères en général diffèrent de l'homme en ce qu'ils ne sont pas, comme lui, créés pour l'attitude bipède. Si certains d'entre eux peuvent prendre et même conserver un certain temps cette position, elle est toujours le résultat d'un effort plus ou moins considérable ; leurs organes ne sont point disposés pour cette situation.

De cette simple et vulgaire donnée il est facile de déduire tout de suite que chez les femelles des mammifères les ligaments ronds n'auront point la même disposition et la même importance que chez les femmes.

En effet, que fallait-il avant tout pour maintenir l'utérus dans sa situation ? Évidemment l'empêcher d'obéir à la pesanteur et de tomber vers la partie inférieure. C'est pourquoi chez elles les ligaments larges ne vont pas aboutir aux parois latérales de l'enceinte pelvienne, mais se dirigent vers la partie supérieure en divergeant à la manière d'ailes. On a donc pu les appeler ligaments suspenseurs avec plus de raison que ligaments larges.

Il y a longtemps déjà M. Rouget avait touché à cette question

(Recherches sur les organes érectiles de la femme et sur l'appareil musculaire tubo-ovarien dans ses rapports avec l'ovulation et la menstruation, journal de la physiologie de l'homme et des animaux de Brown-Séquard, 1858). M. Chauveau l'a étudiée plus complètement dans son livre, dont nous suivrons à peu près la description.

Flottant dans la cavité abdominale à la manière des intestins, l'utérus se trouve attaché comme eux par des liens lamelleux, qui le suspendent à la région sous-lombaire et qui ont reçu pour cette raison la dénomination de ligaments larges ou mieux de ligaments suspenseurs de l'utérus.

Voici leur description chez la jument : Ces liens, au nombre de deux, sont plus développés en avant qu'en arrière. Ecartés en avant comme les branches d'un V, ils partent de la paroi sous-lombaire et descendent vers l'utérus pour se fixer par leur bord inférieur sur les côtés de la face supérieure du corps et sur la petite courbure des cornes. Leur bord antérieur est libre ; il soutient les oviductes et les ovaires ; l'oviducte est compris entre les deux lames séreuses du ligament ; l'ovaire, placé en dedans de ce ligament, reçoit une lamelle détachée de la lame principale et formant avec elle, au-dessous de l'ovaire, une sorte de petite capule.

Une autre petite lamelle, étroite et longue, existe en dehors du ligament large. On peut la suivre jusqu'à l'anneau inguinal supérieur ; antérieurement elle offre un petit appendice renflé ; entre les deux feuillets qui forment ce repli se trouve un muscle grêle tout à fait semblable au crémaster du mâle avant la descente du testicule dans les bourses. On doit voir dans cette lamelle l'analogue du ligament rond de la femme.

Telle est, d'après M. Chauveau, la description des ligaments larges et ronds chez la jument. Chez la vache elle varie un peu pour les ligaments larges, mais cette différence n'a aucune influence sur la disposition des ligaments ronds. M. Chauveau a longuement traité cette question dans le *Recueil de médecine vétérinaire de* 1848. Il ressort de la lecture de son mémoire que la courbure concave des cornes regarde en bas chez la vache, tandis qu'elle regarde en haut chez la jument. Or, chez les deux, l'attache des ligaments sous-lombaires se fait sur la concavité des cornes.

Il arrive donc chez la vache, si on considère l'utérus librement suspendu dans l'abdomen, que l'extrémité des cornes se montre tordue en dehors et en haut, tandis que la base, bien que tirée dans le même sens par les ligaments, conserve sa direction, maintenue qu'elle se trouve, d'une manière fixe et invariable, par le corps de l'utérus. Celui-ci reçoit, comme les cornes, l'insertion des ligaments larges sur son plan inférieur. Aussi proémine-t-il au-dessous de cette insertion, tandis que celui de la jument fait saillie par dessus.

Ces ligaments sont, du reste, très amples, surtout à leur bord antérieur, et fortement écartés l'un de l'autre en avant vers leur attache sous-lombaire, qui se prolonge même sur les parois du flanc. On pourrait les comparer, dans leur ensemble, à une cravate triangulaire dont un angle serait attaché au fond de la cavité pelvienne et les deux autres aux tubérosités des hanches. Sur cette cravate reposerait le corps et une partie des cornes de l'utérus. — Les cornes sont ici minces et effilées à leur extrémité antérieure. Le corps est court et étroit.

En somme, la disposition varie peu chez les femelles des différents mammifères. Nous avons pu en vérifier tous les détails sur une rate, sur une chienne et sur une chatte, et nous concluons que les ligaments ronds ont une bien moindre importance et un volume relatif bien moins considérable chez les femelles des mammifères que chez la femme. C'est un résultat qu'il était d'ailleurs facile de prévoir d'après l'attitude habituelle et normale des animaux.

PHYSIOLOGIE.

La physiologie de tout tissu et de tout organe, a dit le
professeur Robin, comprend deux parties distinctes : les
propriétés et les usages. C'est ce plan si simple et à la fois
si commode que nous suivrons ici.

Propriétés.

Les propriétés du ligament rond sont au nombre de deux
principales : la résistance et l'élasticité.

Résistance. La résistance de ce ligament est nécessairement
variable suivant les sujets que l'on considère. Elle dépend du
volume, de la structure et de l'état normal ou pathologique de
cet organe.

Le volume lui-même est extrêmement différent selon les

femmes. Tous les anatomistes qui ont été à même de disséquer les annexes de l'utérus et de voir le ligament rond savent que son diamètre oscille entre des limites relativement assez considérables. D'ailleurs, le tableau consacré précédemment à l'anatomie de ce ligament en fait foi, et nous nous sommes suffisamment étendu sur ce sujet pour n'y plus revenir. Il est évident que, toutes choses égales d'ailleurs, la résistance varie en raison directe du diamètre, c'est-à-dire du volume.

La structure du ligament rond fait prévoir que, eu égard à son volume, la résistance de l'organe sera considérable. En effet, le tissu élastique et le tissu musculaire lisse sont fort résistants, comme on sait, à la traction; de plus la disposition même, la texture des éléments est telle qu'il y a partout un enchevêtrement de fibres élastiques et musculaires, enchevêtrement complexe, reliant intimement ces parties les unes aux autres. Cet arrangement particulier est évidemment encore très favorable à la solidité, puisqu'il y a une sorte d'engrènement réciproque des parties.

Quant à l'état normal ou pathologique du cordon, il a aussi une très grande importance. Il arrive ici ce qui est arrivé aux expérimentateurs qui se sont livrés à des recherches sur la résistance des nerfs. Au moment où la question de l'élongation des nerfs fut mise à l'ordre du jour de la science, on a pratiqué des tractions sur les cordons nerveux pour savoir jusqu'à quelle puissance on pouvait tirer sur eux sans les rompre, et plusieurs auteurs ont remarqué que sur des cadavres de cancéreux les nerfs, et notamment le nerf sciatique, se brisaient sous une force de traction bien inférieure à celle qui était nécessaire pour les briser chez des individus sains.

Le fait était certain, soit que le nerf eût subi la dégénérescence cancéreuse, soit qu'il eût, par suite de l'état cachectique du sujet, subi des altérations particulières de nutrition. Ici il en est absolument de même : sur 5 femmes atteintes de cancer de l'utérus que nous avons eu l'occasion d'examiner à ce point de vue, nous avons vu les ligaments ronds, dont l'apparence était normale, se rompre sous un effort inférieur à celui qu'il fallait déployer pour arriver à la rupture chez des femmes saines.

Les diathèses, ou tout au moins le cancer, puisque c'est la seule dont nous puissions parler en parfaite connaissance de cause, ont donc une influence notable sur la résistance des ligaments ronds. Cette particularité n'a d'ailleurs qu'un intérêt purement expérimental et spéculatif, puisque dans ces conditions on n'aura jamais à s'occuper de la résistance des ligaments ronds au point de vue d'une intervention opératoire absolument contre-indiquée.

Nous avons cherché sur trente cadavres quelle était à peu près la résistance du ligament rond. Le tableau ci-joint donne nos résultats. — Nos expériences ont été faites de deux façons. Après avoir détaché et isolé le ligament, nous l'avons d'abord suspendu par son extrémité utérine à une barre fixe transversale, de façon que la pesanteur donnât au cordon une direction verticale, puis au point correspondant à l'union des deux tiers postérieurs avec le tiers antérieur du canal inguinal nous attachions par l'intermédiaire d'une fine ficelle des poids que nous augmentions progressivement en évitant toute secousse. La rupture arrivait lorsque le nombre des poids était suffisant.

Dans un autre ordre d'expériences, nous fixions de même

à une barre l'extrémité utérine du ligament, mais nous faisions passer cet organe sur une poulie, et à l'extrémité inguinale du cordon ainsi réfléchi nous appliquions les poids.

Dans les deux cas nos résultats ont été les mêmes. Sur chaque femme nous traitions l'un des ligaments par la première méthode, l'autre par la seconde, et voici ce que nous avons pu conclure :

1° La limite de traction varie entre 400 et 900 grammes; mais il est rare de trouver des ligaments ronds se rompant au-dessous de 600 à 650 grammes;

2° Le siège de la rupture était presque constamment au point où le ligament se réfléchit sur l'orifice inguinal interne pour pénétrer dans le trajet; et en effet, en examinant avec soin les organes sur lesquels nous expérimentions, nous avons pu nous rendre compte que ce point est légèrement rétréci et aminci.

On peut donc exercer sur un ligament rond normal et faire une traction minima de 400 grammes sans risquer de le rompre, et encore nous mettons un chiffre extrême, qui n'a provoqué la rupture que dans des cas exceptionnels. Si l'on pratique le même effort sur chacun des ligaments, on aura un total de 800 grammes. Cette puissance est bien plus que suffisante pour redresser un utérus mobile, car nous avons pu constater facilement qu'il suffit pour arriver à ce résultat d'une traction équivalente à 500 grammes environ ou même inférieure.

D'ailleurs, on se rend compte que la traction à déployer dans l'opération d'Alexander est minime, si l'on songe que c'est surtout, comme nous le verrons plus loin, le doigt de l'aide introduit dans le vagin qui redresse l'utérus. Cependant il est nécessaire que les ligaments présentent une certaine résistance, puisqu'après le raccourcissement ils devront contribuer à maintenir l'utérus. Or, ils auront toujours une solidité bien plus que suffisante, quand même ils seraient seuls à remplir cet office, puisque le poids de l'utérus ne dépasse pas 50 grammes.

Néanmoins, on devra toujours, ainsi que nous le verrons au chapitre de la médecine opératoire, user des plus grandes précautions et de la plus grande douceur dans les tractions, et de plus il faudra les exercer non pas sur la portion terminale, mais sur la portion inguinale des ligaments ; c'est à partir de ce niveau seulement que le cordon commence à présenter une solidité suffisante.

Élasticité. — Nous ne croyons pas exagérer, en disant que le ligament rond est, si l'on fait abstraction des vaisseaux qu'il renferme, un organe essentiellement élastique. En effet, nous avons vu qu'il est composé d'une grande quantité de tissu élastique et de fibres musculaires, qui sont elles aussi, on le sait, douées d'un haut degré d'élasticité.

Dans les expériences que nous avions instituées pour nous rendre compte de la résistance de ce cordon, nous avons parfaitement pu constater sa grande élasticité, et tous les ligaments ronds, au moment de la rupture, avaient subi un allongement variant de deux à quatre centimètres, ainsi que l'indique le tableau. On conçoit donc facilement comment, sous l'influence de causes agissant lentement et d'une façon permanente, ces ligaments ont pu s'allonger de 7, 8 et même 10 centimètres, ainsi que l'attestent certaines observations.

Nous aurions bien encore à envisager ici la vascularité du ligament rond, ainsi que sa nutrition, mais le premier de ces points a été suffisamment étudié au chapitre de l'anatomie, et le second ne présente rien de spécial à considérer, le ligament rond se nourrissant comme tous les organes pourvus de vaisseaux.

Quant à la contractilité de l'organe et à l'influence de l'électricité, il n'y a rien à ajouter à ce que l'on sait à propos du tissu musculaire lisse en général.

	AGE	POIDS ayant entraîné la rupture (D)	(G)	ALLONGEMENT	SITUATION de l'utérus	ÉTAT du système génital
1	24 ans	D 800 grammes	G 730	2 centimètres	Normale.	Normal.
2	32	D 765	G 850	2 — 1/2	Id.	Id.
3	18	D 650	G 730	2	Id.	Id.
4	64	D 750	G 900	2 — 1/2	Antéflexion.	Id.
5	55	D 830	G 800	4	Normale.	Id.
6	30	D 550	G 450	2	Id.	Cancer utérin.
7	21	D 700	G 650	2 — 1/2	Antéversion.	Normale.
8	60	D 900	G 500	3 — 1/2	Prolapsus.	Id.
9	23	D 450	G 500	2	Normale.	Cancer utérin.
10	38	D 650	G 780	2 — 1/2	Id.	Cancer utérin.
11	42	D 700	G 870	2 — 1/2	Légère rétroflexion.	Normal.
12	64	D 830	G 850	3	Rétroversion.	Id.
13	70	D 900	G 240	3	Rétroflexion.	Id.
14	25	D 840	G 730	2	Normale.	Id.
15	29	D 850	G 300	2	Rétroversion.	Id.
16	42	D 840	G 720	1 — 1/2	Prolapsus.	Id.
17	45	D 400	G 430	2	Normale.	Cancer utérin.
18	64	D 680	G 730	2 — 1/2	Rétroflexion.	Normal.
19	32	D 700	G 830	2	Normale.	Id.
20	38	D 840	G 670	3	Prolapsus.	Id.
21	64	D 700	G 840	2	Id.	Id.
22	45	D 830	G 880	2	Normale.	Id.
23	28	D 760	G 800	1 — 1/2	Légère rétroflexion.	Id.
24	49	D 850	G 800	2	Normale.	Id.
25	33	D 950	G 900	2 — 1/2	Rétroversion.	Id.
26	37	D 880	G 850	3	Rétroflexion.	Id.
27	70	D 840	G 840	2	Prolapsus.	Id.
28	64	D 660	G 470	2	Normale.	Cancer utérin.
29	32	D 840	G 900	2 — 1/2	Prolapsus.	Normal.
30	36	D 800	G 350	2	Normale.	Id.

La lettre D veut dire ligament rond droit, la lettre G ligament rond gauche.

Usages.

Les ligaments ronds sont rangés par tous les auteurs dans les organes servant de moyens de fixité à l'utérus. Or, en est-il bien ainsi ? Ces deux petits cordons, peu volumineux par rapport aux dimensions de l'organe gestateur, jouent-ils véritablement un rôle dans les conditions de statique de ce viscère ? Et, si ce rôle existe, quel est-il ?

Ces questions ont été peu étudiées, ou, pour parler plus exactement, ne l'ont pas été. Nous ne trouvons nulle part une indication précise à ce sujet. Les uns se bornent à dire : C'est un des moyens de fixité de l'utérus ; les autres avancent, sans preuves, qu'à l'état normal, lorsqu'il n'y a aucune condition pathologique particulière, les ligaments ronds ont un rôle insignifiant : c'est là, comme nous le verrons tout à l'heure, l'opinion d'Alexander.

Cherchant à nous rendre compte des effets mécaniques que peuvent produire les ligaments ronds sur l'utérus et de leur rôle physiologique à l'état normal, nous avons été amené à envisager les conditions générales de statique de la matrice dans le petit bassin. Or, elle est entourée d'organes à peu près fixes et d'organes au contraire très mobiles ou tout au moins pouvant changer de position et de volume.

Les premiers sont : le vagin, dans lequel l'utérus est, pour ainsi dire, emboîté par son extrémité inférieure, par une partie de son col ; le plancher du bassin, sur lequel il repose plus ou moins médiatement, et la ceinture même du bassin. Cette ceinture en est séparée par un intervalle assez considé-

rable, et est reliée à ses parties latérales par des replis péritonéaux mobiles, qui ne sont autres que les ligaments larges.

Dans la seconde catégorie se rangent la vessie, située en
avant de l'utérus, le rectum, situé en arrière et relié à lui par
des replis péritonéaux, et enfin dans certains cas des anses
intestinales.

Rien de particulier à dire sur le vagin, sur le plancher et la
ceinture du bassin. Les deux premiers sont fixes ou peuvent,
dans les conditions présentes, être considérés comme tels ; la
troisième est un plan qui n'a que des rapports fort éloignés
avec l'utérus et que nous avons dû mentionner seulement
parce que c'est sur sa face latérale et interne que viennent se
réfléchir les feuillets péritonéaux formant les ligaments larges.
Ces ligaments, allant des parties latérales de l'utérus au pour-
tour du bassin, forment avec le premier de ces organes une
cloison transversale qui divise la cavité du petit bassin en deux
loges ; l'une antérieure contenant la vessie, l'autre postérieure
renfermant le rectum.

C'est le contenu de ces deux loges qui nous intéresse tout
spécialement. En effet, ce contenu est variable dans son volume,
suivant que la vessie et le rectum sont vides ou pleins.

Ici nous devons supposer divers cas et envisager la question
sous ses différents aspects.

(A) Supposons d'abord que la vessie et le rectum sont tous
deux dans un état de moyenne dilatation, c'est-à-dire que la
vessie contient une certaine quantité d'urine et qu'il y a quelques matières dans l'ampoule rectale. L'utérus sera maintenu
entre la vessie et le rectum, dans une position que nous pouvons considérer comme normale. D'une part, il sera soutenu
par la vessie, dont le contenu liquide est incompressible, et il

ne pourra s'incliner en avant; d'autre part, il ne pourra se dévier en arrière, puisque de ce côté le rectum, dans un état de moyenne plénitude, s'oppose à ce mouvement.

Les ligaments larges ont la même direction que l'utérus, et les ligaments utéro-sacrés ne jouent aucun rôle dans ce cas, puisque l'utérus n'est sollicité par aucune force tendant à le projeter en avant ou en arrière et n'a pas besoin d'être maintenu en bonne position ; la vessie et le rectum suffisent à cet office avec quelques anses d'intestin interposées entre la partie supérieure du corps utérin et les organes antérieur et postérieur.

(B) Il n'en sera plus de même si la vessie est complètement vide. En effet, l'utérus sera alors privé de cette sorte de coussin plein de liquide qui le soutenait en avant, et il tendra à s'incliner de ce côté.

Les ligaments utéro-sacrés s'opposeront à ce mouvement, mais dans de faibles limites. En effet, partant d'un point qui correspond au col de l'utérus, ils ne pourront, on le comprend aisément, avoir qu'une influence extrêmement restreinte sur le corps même de l'organe, qui, cédant à la pesanteur, obéirait librement à cette force qui le tire en avant, si à ce moment le paquet intestinal ne descendait et ne venait s'interposer entre lui et la vessie et combler l'espace laissé vide par la rétraction du réservoir urinaire.

Les intestins, pleins de matières ou de gaz, peuvent être considérés comme incompressibles, et l'utérus, s'appuyant sur eux en avant, reste en bonne position. Donc, dans ces conditions, tension des ligaments utéro-sacrés et interposition d'anses intestinales dans le cul-de-sac vésico-utérin : tels sont les deux facteurs qu'emploie la nature pour empêcher un mouvement du corps de la matrice en avant. Lorsque l'urine, au bout d'un certain temps, sera arrivée de nouveau dans la vessie en quantité suffisante, la partie de la masse intestinale qui était descendue entre l'utérus et la vessie quittera cette résidence et remontera dans l'abdomen, et nous serons dans les circonstances considérées en A.

C). Si l'état de vacuité du rectum coïncide avec le même état de la vessie, les anses intestinales s'accumuleront non-seulement dans le cul-de-sac antérieur, mais encore dans le cul de sac postérieur et maintiendront l'utérus dans sa position normale. Rien de plus simple à imaginer que cette disposition.

D). Un cas plus difficile à interpréter est celui où une grande quantité d'urine s'est accumulée dans la vessie et où celle-ci acquiert des dimensions considérables, chose qui, comme l'on sait, est commune chez la femme. Alors les anses intestinales quittent presque entièrement ou même entièrement le cul-de-sac vésico-utérin, et la face postérieure de la vessie presse sur la face antérieure du corps de l'utérus et tend à la rejeter en arrière.

Il peut en ce moment exister du côté du rectum deux états opposés : ou le rectum est plein ou il est vide.

Dans le premier cas, l'utérus exerçant une pression intense sur le rectum tendra à en faire évacuer le contenu ; il y aura besoin de défécation. Si ce besoin n'est pas satisfait, l'utérus continuera à s'appuyer sur le rectum en le comprimant et en s'inclinant légèrement en arrière. S'il est satisfait, nous n'avons plus alors à considérer qu'un seul cas, où le rectum est vide, et à examiner ce qui se passe alors.

La vessie pleine repoussant l'utérus en arrière, le rectum vide ne pourra s'opposer à ce mouvement. De plus, la cavité du petit bassin étant remplie tant par l'utérus que par la vessie, qui est obligée même de remonter par sa partie supérieure du côté de l'abdomen, ne pourra admettre des anses intestinales entre le rectum et l'utérus dans le cul-de-sac recto-utérin; l'utérus s'appuiera librement sur le rectum, et il y aura une déviation en arrière, que les moyens de fixité de l'utérus seront impuissants à empêcher.

C'est ce que le raisonnement à lui seul pouvait faire prévoir, car il est presque évident que des feuillets péritonéaux comme les ligaments larges ou des cordons comme les ligaments ronds n'ont pas une puissance assez considérable pour contrebalancer celle d'une vessie pleine d'urine; mais il était indispensable de recourir à l'expérimentation pour vérifier cette donnée de la logique. Or, on peut facilement se rendre compte que les choses se passent comme on le prévoyait. Il suffit, sur un cadavre placé verticalement, de remplir une vessie avec de l'eau; à mesure que la distension augmentera, on verra les anses intestinales quitter le cul-de-sac postérieur pour remonter dans la cavité abdominale et le corps de l'utérus s'incliner en arrière.

Dans ces diverses conditions, quel sera le rôle des ligaments de l'utérus?

Tout d'abord disons que l'utérus, sauf le cas d'adhérences, n'est jamais solidement fixé dans la position qu'il occupe à un moment donné. Cruveilhier, qui avait été frappé de ce point, s'exprime ainsi à ce sujet : « Le peu de tension et l'extensibilité de ses liens lui permettent de flotter, pour ainsi dire, dans la cavité du bassin et de se mouvoir plus ou moins. La facilité avec laquelle il peut être amené vers la vulve dans certaines opérations chirurgicales et le déplacement qu'il subit durant la grossesse, où on le voit s'élever dans l'abdomen, prouvent sa *grande mobilité*. ». (CRUVEILHIER. 5ᵉ édition, t. II. p. 482 et suiv.).

Ceci posé, examinons le rôle des ligaments dans les diverses hypothèses faites précédemment.

(*a*) Dans le premier cas, aucun ligament n'est appelé à agir. Si sur un cadavre placé verticalement on injecte une certaine quantité d'eau dans la vessie et si on bourre modérément le rectum avec du crin ou toute autre substance, on pourra facilement reconnaître qu'aucun ligament de l'utérus n'est en état de tension exagérée, que les ligaments ronds et les ligaments utéro-sacrés ne servent à rien dans ces circonstances, et que les ligaments larges ne font,—et c'est là d'ailleurs toujours leur rôle principal — qu'empêcher les déviations de l'utérus dans le sens transversal.

(*b*) Réalisant expérimentalement les conditions du second cas que nous avons supposé, nous n'avons non plus rien constaté du côté des ligaments larges, qui étaient seulement un peu plus tendus que normalement. Les ligaments utéro-sacrés étaient très tendus et les ligaments ronds relâchés, mais nous avons vu que le rôle de ces derniers ligaments est extrêmement borné.

(*c*) Enfin, dans le dernier cas, les ligaments larges étaient comme dans le précédent, dans un état de tension exagérée ; les ligaments utéro-sacrés étaient relâchés, et les ligaments ronds très tendus, et d'autant plus tendus que la distension de la vessie était plus considérable.

En résumé, dans le premier cas rien à signaler du côté des ligaments utéro-sacrés à des ligaments ronds; seuls des ligaments larges empêchent les antéroflexions. Dans le second cas, les ligaments utéro-sacrés, et dans le troisième les ligaments ronds, tendent à s'opposer à la déviation qui se ferait dans le premier cas en avant et dans le second en arrière; mais les ligaments utéro-sacrés, nous le répétons, sont puissamment secondés par la masse intestinale, tandis que les ligaments ronds sont à peu près les seuls à agir. Cherchons à préciser leur rôle.

Ces ligaments sont, comme nous l'avons vu, composés d'une grande quantité de tissu élastique mélangé à des fibres musculaires. Or, le tissu musculaire étant, lui aussi, élastique, le ligament rond est un cordon essentiellement élastique par sa structure. Cette propriété lui permet donc de s'allonger en même temps que le corps de l'utérus se dévie en arrière ; mais l'élasticité, étant une force physique permanente, sollicitera toujours le fond de l'utérus à revenir à sa position normale, tant que le tissu du ligament ne sera pas altéré.

Donc, si la nouvelle situation de l'utérus ne se prolonge pas trop longtemps, assez longtemps pour que le ligament, la courroie comme on l'a dit, ait subi des modifications dans sa texture, lorsque la vessie se sera plus ou moins vidée ces ligaments attireront l'utérus en avant et, conjointement avec la pesanteur, le ramèneront jusqu'à sa situation normale. Les anses intestinales descendent de nouveau dans le cul-de-sac postérieur et en même temps aussi les ligaments larges se détendent. En effet, ces derniers semblent opposer une certaine résistance à la déviation de l'utérus en arrière, puisque, soit sur les femmes atteintes de rétroversion ou de rétroflexion, soit dans les expériences cadavériques, on les trouve tendus bien au delà de la limite normale.

De plus, lorsqu'on a vidé le bassin des anses intestinales qu'il contient et qu'on cherche à renverser l'utérus en arrière, on les voit nettement se tendre et on constate, ainsi que M. le professeur Richet l'a démontré, qu'ils opposent une résistance assez considérable à ce moment.

Tel est à peu près, d'après ce que nous avons vu, le rôle des ligaments ronds dans l'état normal, dans les conditions physiologiques. Nous sommes loin de lui accorder plus d'importance qu'il n'en comporte, et nous serions assez disposé à nous rallier à l'opinion du docteur Alexander citée par M. Manrique :

« L'utérus n'est jamais suspendu aux ligaments ronds comme un homme qui par ses deux bras se suspend à un trapèze. Il est toujours supporté par les tissus adjacents, et conséquemment la tension exercée sur les ligaments ronds est rarement assez forte pour produire leur allongement. En d'autres termes, à l'état normal, les ligaments ronds sont rarement de quelque utilité, mais nous pouvons leur donner un rôle très important dans les cas de déviations ou de déplacements de l'utérus. »

En effet, dans ces dernières conditions, les ligaments ronds paraissent devoir prendre une importance beaucoup plus considérable, sinon au point de vue de la production des déplacements, du moins au point de vue de leur correction et de leur traitement.

Lorsque l'utérus est dévié en avant, on comprend que les

ligaments ronds ont subi peu de modifications, et qu'alors ils cessent simplement d'être tendus et sont même flexueux. C'est au moins ce que nous avons vu dans les deux autopsies où il nous a été donné d'observer des déviations manifestes de la matrice en avant. De ce côté rien de spécial, il n'y a évidemment pas à agir sur ces ligaments.

Les latéroflexions sont, on le sait, beaucoup plus rares, et s'accompagnent d'ordinaire d'une autre variété de déviation, de telle sorte qu'il faudrait avoir la chance d'examiner un grand nombre de ces cas particulier et complexes pour pouvoir conclure. — La chose est véritablement intéressante et importante dans deux cas : les chutes de l'utérus et les déviations en arrière.

Nous avons observé 6 cas de prolapsus et 8 cas de déviations en arrière, soit rétroversions, soit rétroflexions. Dans tous les ligaments ronds étaient très tendus, et nous croyons qu'il doit en être toujours ainsi.

Cependant nous devons relater les cas cités par Le Gendre (*Th. d'agrégation* 1860), que nous avons signalés déjà, où les ligaments ronds présentaient encore des flexuosités malgré un prolapsus évident. De plus, ces ligaments ronds sont très allongés, et c'est peut être grâce à cet allongement qu'on pourrait interpréter les cas précédents, en disant que cet allongement, joint à un certain degré, presque constant, d'hypertrophie, a été la cause de ces flexuosités.

En résumé, tension, allongement, hypertrophie, telles sont les modifications que nous avons pu remarquer dans ces circonstances. Quant aux limites dans lesquelles varient ces trois facteurs, il est impossible de fixer des chiffres : elles changent avec les cas particuliers et par conséquent avec trop de condi-

tions pour qu'il soit possible de les exprimer mathématique-
ment.

Un dernier détail à signaler, c'est que les ligaments utéro-
sacrés sont, eux aussi, tiraillés et allongés dans les cas de prolapsus, en raison directe de l'importance de la chute. C'est
d'ailleurs une constatation qu'il était facile de prévoir d'après
leurs insertions et leur disposition, ces ligaments étant les
organes spécialement chargés de maintenir la matrice à la
hauteur qu'elle occupe dans le bassin (LE GENDRE ET BASTIEN) (1).

Étant données les dispositions précédemment indiquées des
ligaments ronds, nous devions chercher si en agissant sur eux,
il était possible de corriger les déviations de l'utérus. Sur tous
les sujets sur lesquels nous expérimentions nous avons vérifié
ce point. De son côté, M. Maurique a fait les mêmes tentatives,
et je dois dire que nos résultats, au point de vue purement
expérimental, sont les mêmes. Bien entendu, il ne faut agir que
sur des utérus mobiles ou après avoir détruit les adhérences qui
pouvaient exister.

Dans ces conditions, en exerçant des tractions sur les ligaments ronds d'un utérus prolabé, on peut le faire remonter dans
le vagin jusqu'à son niveau normal. — Si l'on pratique les mêmes
manœuvres sur un utérus en rétroversion, le fond de cet
organe parcourt un arc du cercle en vertu duquel il se dirige

(1) Dans tout ce chapitre nous n'avons point tenu compte de la différence de mobilité du corps et du col de l'utérus. Ceci aurait inutilement compliqué les conditions des expériences sans modifier en rien les résultats. Chacun sait d'ailleurs que
le col est moins mobile que le corps et que les déviations du col se font en sens
inverse de celles du corps. — Nous n'avions non plus nullement à nous occuper
de la fameuse antéflexion physiologique qui a donné lieu à tant de discussions et
de controverses.

en haut et surtout en avant. Le col, qui se meut comme toujours en sens contraire, se porte un peu en arrière.

Dans la rétroflexion il faut distinguer deux cas, très bien envisagés par M. Manrique, qui s'exprime ainsi à ce propos :

« Les tractions exercées sur les ligaments ronds d'un utérus en rétroflexion ont une action qui varie selon le degré de la lésion. Si la rétroflexion est très accusée, et si les ligaments ronds se trouvent placés aux deux extrémités de l'axe de flexion ou au-dessous de cet axe, le raccourcissement de ces ligaments augmente la rétroflexion en produisant une diminution de l'angle de flexion. Si la rétroflexion est peu accusée, c'est-à-dire si les ligaments ronds se trouvent dans un plan supérieur à l'axe de flexion, le raccourcissement de ces ligaments relèvera le fond de l'utérus et pourra l'amener en antéversion. Si, avant de tirer sur les ligaments ronds d'un utérus en rétroflexion complète, on commence par le redresser à l'aide de l'hystéromètre, le raccourcissement de ces ligaments maintiendra temporairement cette réduction.

Le raccourcissement des ligaments ronds d'un utérus prolabé ou dévié, mais mobile, redresse les ligaments larges, qui, en pareil cas, sont plus ou moins allongés. Ce raccourcissement rétablit donc la continuité de la cloison pelvienne par un mécanisme analogue à celui qu'on emploie pour fermer les rideaux d'une fenêtre, en tirant sur une corde qui est attachée à leur bord supérieur. L'existence d'espaces vides permanents, dans la cavité péritonéale, étant impossible en vertu des lois de la statique des gaz et des liquides, lorsqu'on maintient la réduction d'une déviation ou d'un déplacement de l'utérus, l'espace qu'occupait cet organe sera forcément rempli par les anses intestinales. Le raccourcissement des ligaments ronds

élargit le cul-de-sac recto-utérin et rétablit le cul-de-sac vésico-
utérin et la loge vésicale. »

En même temps donc, il se fait un vide entre le rectum et
l'utérus, et l'intestin se précipite dans le cul-de-sac recto-utérin
devenu libre. La déviation est corrigée.

D'après ces expériences, le raccourcissement des ligaments
ronds pour corriger le prolapsus ou les déviations en arrière
paraît donc une opération logique. Nous sommes loin de nous
inscrire en faux contre cette manière de voir, mais il est évident que le problème comprend la solution de deux questions.
La première est de savoir si le raccourcissement du ligament
rond corrige la déviation. Ce premier point est vidé ; nous
répondons hardiment oui. La seconde est de déterminer si
cette correction est permanente.

Ici nous devons nous expliquer. M. Maurique n'hésite pas à
se prononcer pour l'affirmative et nous dit :

« Ici les ligaments ronds raccourcis devaient supporter constamment le poids de l'utérus, ils finiraient par céder à ce
poids, en reproduisant la maladie dont on avait tenté la guérison. D'une part, l'adhérence des ligaments aux piliers
deviendrait presque impossible à cause de la traction constante
exercée par l'utérus sur les points de suture, et d'autre part,
si l'on obtenait ce résultat autoplastique, son action finirait par
devenir nulle, par suite de l'allongement de la cicatrice ou des
ligaments ronds eux-mêmes. Mais, si nous nous rappelons ce
que nous avons dit sur les conditions générales de la statique
pelvienne, il nous sera facile de comprendre comment l'utérus
cesse de tirailler les ligaments ronds, lorsqu'à l'aide du raccourcissement on a rétabli la direction de la chasse pelvienne. Et,
en effet, de la nouvelle position dans laquelle on place l'utérus

il résulte que les intestins doivent descendre dans le cul-de-sac postérieur de façon à pousser l'utérus d'arrière en avant et un peu de bas en haut, c'est-à-dire contre la face postérieure de la symphyse pubienne.

L'élasticité intestinale sera dans ce but renforcée par la force respiratoire, dont la résistance viendra tomber, maintenant, derrière la face postérieure de l'utérus, de telle sorte que cet organe, au lieu de tirailler les ligaments ronds, aura de la tendance à accentuer la position dans laquelle on l'a placé, en diminuant ainsi la tension de ses cordons sus-pubiens.

Ainsi que le fait remarquer Alexander, ce n'est que dans des circonstances rares (1) que les ligaments raccourcis ont à supporter momentanément le poids de l'utérus. Pour expliquer ce fait, Alexander emploie une comparaison qui nous paraît très heureuse : « Un vaisseau, dit-il, est souvent maintenu sur une mer tranquille par une faible corde qui céderait à la tension exercée par la millième partie du poids du bateau, et qui serait allongée ou rompue, si le bateau était constamment exposé à un fort courant. Le câble est cependant capable de résister à une violence temporaire, et par son aide le vaisseau regagne la position primitive. » (MANRIQUE. thèse, p. 83-84).

Nous ne sommes pas tout à fait de l'avis de M. Manrique ou tout au moins nous pensons que les raisons qu'il donne ne sont pas péremptoires. Oui évidemment les ligaments ronds ne supportent pas constamment le poids de l'utérus, et d'ailleurs ils ne le pourraient pas.

(1) Et encore dans ces circonstances les ligaments ronds ne supportent pas tout le poids de l'utérus, mais ils maintiennent simplement le redressement de cet organe, et nous savons qu'il est plus facile de soutenir un fardeau dans un équilibre instable que de le porter d'un endroit à un autre (ALEXANDER). — *Note de* **M. Manrique.**

Évidemment aussi l'intestin s'engage, aussitôt après le raccourcissement, dans le cul-de-sac utéro-rectal. Mais cette présence de l'intestin comme soutien de l'utérus existait avant la production de la déviation.

Il a fallu, pour que cette déviation se produise, que l'intestin quitte ce cul-de-sac. Sous l'influence de quelles conditions? Nous ne saurions le préciser d'une façon générale, car on n'a à faire qu'à des cas particuliers dont il est difficile de former un ensemble; mais ce que nous pouvons dire, c'est qu'il est impossible d'affirmer que ces conditions ne se reproduiront pas, que l'utérus ne tendra pas à se porter de nouveau en arrière, ne sollicitera pas de nouveau l'élasticité du ligament rond prédisposé par sa nature et peut-être par des altérations pathologiques à se laisser distendre, et ne reprendra pas tôt ou tard sa position défectueuse.

Nous n'ignorons pas que M. Maurique attribue un grand rôle dans la permanence de la correction à la nouvelle situation de la vessie. En effet, après nous avoir dit que la dilatation de la vessie est la cause la plus fréquente du tiraillement des ligaments ronds après leur raccourcissement il ajoute que l'action vésicale est en partie annihilée par deux conditions dont profite l'utérus dans sa nouvelle position :

« D'abord, le développement de la vessie dans ces circonstances se fait aux dépens des deux tiers inférieurs de la cloison pelvienne tandis que le tiers supérieur se dirige en avant, ce qui fait que les ligaments n'ont pas à supporter tout le poids de l'utérus qui, à ce moment, se trouve appliqué sur le fond et la face postérieure de la vessie, de telle sorte que les forces intra-abdominales tendront à placer l'utérus dans l'antéversion forcée par leur action sur la face postérieure de cet organe. Il résulte de là que la tension exercée sur les ligaments ronds est en partie abolie par les nouvelles conditions statique dans lesquelles se trouve l'utérus après l'opération d'Alexander. » (Manriqué, thèse, p. 34).

Nous voulons bien admettre que tels sont les rapports de la vessie et de l'utérus immédiatement après le raccourcissement, mais rien ne nous force à affirmer qu'ils persisteront, et nous ne voyons pas ce qui peut empêcher la vessie, en se dilatant, de dépasser le fond même de l'utérus et de repousser cet organe en arrière.

En résumé, nous ne trouvons pas dans le raisonnement de M. Manriqué de preuve certaine nous forçant à admettre que toujours et quand même la déviation ne se reproduira pas.

Il est possible et même probable qu'elle ne se reproduit pas au moins pendant un certain temps, — et ceci semble ressortir plutôt des observations cliniques que des données anatomiques et physiologiques — ; mais il est fort possible aussi que, dans bien des cas, la vessie se dilate par en haut, repousse l'utérus en arrière et que les ligaments ronds, se laissant distendre une seconde fois comme ils se sont laissé distendre une première, permettent à la chute ou à la déviation en arrière de se reproduire.

Si donc le raccourcissement du ligament rond est logique à *priori* et d'après ce qu'on constate de suite après l'expérience, il est, croyons-nous, prudent, dans l'état actuel de la science et surtout en présence d'observation où les femmes n'ont pas encore été suivies longtemps, de faire peut-être quelques réserves à propos de la permanence des résultats immédiatement obtenus, tout au moins dans un certain nombre de cas.

L'expérimentation et le raisonnement ne conduisent ici à

aucune conclusion obligatoire, il faut tout attendre des résultats cliniques. Alors, seulement on pourra se prononcer, lorsqu'on aura observé des cas assez nombreux pendant un temps assez long, *et adhuc sub judice lis est.*

Voilà tout ce que nous donne l'expérimentation sur la physiologie normale et pathologique des ligaments ronds. On a songé aussi à leur faire jouer un rôle dans la physiologie de la grossesse et de l'accouchement. Thévenot, dont l'opinion est exposée tout au long dans le traité de M. Charpentier, pense que le ligament rond n'est dans certain cas pas inactif au moment du temps que l'on appelle en obstétrique l'engagement du fœtus. Ici il faut distinguer deux cas, suivant qu'on a affaire à une primipare ou à une multipare.

On sait que chez les primipares l'engagement du fœtus dans le détroit supérieur du bassin se fait au début du 8ᵉ mois de la grossesse ou même un peu auparavant, tandis que chez les multipares il n'a lieu qu'à la fin du 9ᵉ mois.

M. Thévenot essaie d'expliquer cette différence par l'action du ligament, qui s'est hypertrophié, comme nous l'avons vu, en même temps que l'utérus. Si l'on a affaire à une primipare, l'utérus est plus résistant, ainsi que les ligament ronds, et ces derniers exercent une traction considerable sur le fond de la matrice, qui presse alors sur le fœtus et le force à s'engager de bonne heure dans le détroit supérieur.

Si au contraire on a affaire à une multipare, tous les tissus sont plus flasques, les ligaments ronds ne tirent plus aussi violemment sur le fond de l'utérus, qui lui-même est moins résistant et se développe plus librement par en haut, et l'engagement ne se fait qu'à la fin de la grossesse.

Nous nous garderons bien de nous prononcer sur la valeur

de cette théorie ; nous la donnons telle que nous l'avons lue et pour être complet. Tout ce que nous pouvons dire, c'est qu'aujourd'hui la plupart des accoucheurs la rejettent et tendent à accorder, au point de vue de la différence d'époque de l'engagement chez les primipares et chez les multipares, un bien plus grand rôle aux parois abdominales, résistantes chez les premières, plus flasques chez les secondes.

MÉDECINE OPÉRATOIRE.

Tuto, cito et jucunde.

Ici nous touchons au côté véritablement pratique de notre sujet. Nous avons fait ample connaissance avec le ligament rond ; nous savons quelle est sa conformation normale, quelles particularités elle peut présenter, et nous sommes aptes à le reconnaître au milieu des tissus.

Comment, maintenant, irons-nous le chercher ? Quel est le procédé à adopter ? A quelles règles est soumise sa découverte ?

Qu'on nous passe cette comparaison, il nous semble qu'il y a la plus grande analogie entre la recherche de cet organe et celle d'une artère. De même que dans celle-ci nous obéissons à certaines lois fixes, presque mathématiques, si je puis ainsi dire, de même dans la première nous devons nous guider d'après des règles constantes : ligne d'incision, points de repère superficiels et profonds, tout doit être précisé, et c'est seulement à ce prix que nous pourrons être sûr du succès.

Supposons maintenant que nous tenions ce ligament rond au fond de la plaie ; nous n'aurons fait encore qu'un exercice de médecine opératoire. Sur le vivant cette découverte a un autre but, qui est de raccourcir le ligament. Il nous restera donc à indiquer de quelle manière nous obtiendrons ce raccourcissement.

Nous avons donc dans ce chapitre deux points à traiter :

1° découverte du ligament rond ;

2° raccourcissement de ce ligament une fois trouvé.

La découverte du ligament rond et le procédé à adopter pour réussir dans cette opération ont nécessairement préoccupé tous les chirurgiens qui ont tenté l'opération d'Alexander. Tous aussi ont été à peu près d'accord sur le manuel opératoire à suivre. Francis Imlach, qui a fait trente-six fois l'opération d'Alexander, résume ainsi le procédé :

Après avoir rasé la région pubienne et reconnu les épines du pubis de chaque côté, incision d'un demi-pouce partant de l'épine et se dirigeant en dehors parallèlement un ligament de Poupart.

Les lèvres de l'incision étant écartées avec « deux aiguilles à anévrysmes » la graisse est coupée jusqu'à ce que la surface brillante du tendon commun soit mise à nu. La profondeur de la couche graisseuse est parfois assez considérable ; mais, comme il n'y a pas d'hémorrhagie à craindre, cela est peu important et ne constitue pas une difficulté. On ne doit pas chercher le ligament rond avant de voir le point où les piliers de l'anneau inguinal sont identifiés en tendon commun.

Chez quelques femmes ces piliers sont mal marqués, et il existe un amincissement ou fente dans le tendon commun juste près du pilier interne, ce qui est de nature à tromper l'opérateur.

Il est possible aussi de confondre l'espace situé entre le pilier externe et le ligament de Poupart avec l'anneau inguinal. Lorsque quelques fibres transversales ont été coupées, une petite masse de graisse fait hernie entre les piliers.

Cette masse est accrochée avec une des « aiguilles » à anévrysmes », qui est poussée un peu profondément dans l'anneau, et au milieu de la graisse on trouve l'extrémité du ligament. (Francis Imlach, *on shortening the round ligaments of the uterus*, Edinburgh medical journal, April 1885, p. 913).

Deux remarques doivent être faites à propos de cette description donnée par le docteur Imlach. D'abord, nous ne pensons pas qu'une incision qui n'aurait qu'un demi-pouce de longueur, c'est-à-dire à peu près un centimètre, puisse être suffisante.

Supposons cette longueur à notre incision des parties superficielles, de la peau ; au-dessous nous trouvons la graisse, que nous sommes obligés de sectionner sur une épaisseur de plusieurs centimètres d'ordinaire ; quand les lèvres de la plaie se ront écartées, il arrivera ce qui arrive pour toute incision un peu profonde : la longueur sera beaucoup moindre dans la profondeur qu'à la superficie, et cette longueur, qui n'est que d'un centimètre à la peau, sera à peine de quelques millimètres au niveau de l'anneau inguinal ; elle se réduira à un point, si l'on a à faire à une femme même d'un embonpoint modéré.

Or, comment aller saisir le ligament rond avec les doigts au fond de cette incision, ainsi que le recommande le docteur Imlach lui-même, comment le débarrasser des parties qui l'entourent, enfin comment opérer son raccourcissement et les sutures au fond de cet entonnoir. Évidemment il y a là contradiction. Pour avoir un champ opératoire commode, il faut pratiquer à la peau une incision de 4 à 5 centimètres au moins, et peut-être quelquefois plus, si l'on a à opérer des femmes très grasses.

La seconde remarque que nous croyons devoir faire est

relative à l'existence d'une fente entre le pilier externe et l'arcade de Fallope, fente qui, d'après le docteur Imlach, pourrait être confondue avec l'anneau inguinal. Nous devons à la vérité de dire que dans nos expériences et dans les deux opérations que nous avons vu pratiquer nous n'avons jamais eu l'occasion de constater la présence de cette fente. Le docteur Manrique est dans le même cas et n'a jamais rencontré cette disposition sur les trente cadavres qu'il a examinés.

Une autre cause d'erreur serait la présence de fentes obliques qu'on trouve quelquefois sur le pilier externe ou inférieur. Pour tous ceux qui ont disséqué cette région il est bien certain que les piliers de l'anneau inguinal externe ne consistent pas en un seul faisceau fibreux, mais qu'ils sont composés de plusieurs petites bandelettes juxtaposées et reliées entre elles soit par du tissu cellulaire soit par des sortes de fibres arciformes très minces et presque transparentes.

Mais peut-il y avoir confusion entre ces fentes et l'anneau inguinal ? Nous le croyons pas, et nous pensons que même un chirurgien novice ne pourrait prendre une dépression ou un espace presque linéaire pour un orifice où la pulpe du doigt s'engage aisément et sent de toutes parts des bords distincts et résistants.

Quoiqu'il en soit, le procédé du docteur Imlach est, dans ses points principaux, adopté par M. le professeur Duplay, et nous en résumons les grandes lignes : recherche de l'épine du pubis, incision partant de ce point et suivant la direction de l'arcade de Fallope sur une étendue de 4 ou 5 centimètres suivant les sujets, section de la graisse, reconnaissance de l'aponévrose du muscle grand oblique de l'abdomen et de l'orifice externe du canal inguinal, découverte de la boule graisseuse et dissection du ligament rond dans son intérieur.

Comme on le voit, ce procédé est simple ; les points de repère sont nets. L'épine du pubis, quelquefois peu saillante, quelquefois située au-dessous de couches graisseuses d'une épaisseur considérable, pourra toujours être sentie, si l'on prend soin, ainsi que le recommande M. Farabeuf (*Précis de manuel opératoire*, p. 107), de chercher simultanément les deux épines pubiennes en embrassant le pénil entre le pouce et l'index gauches. Une fois la situation de cette éminence osseuse bien déterminée, les autres temps de l'opération ne peuvent donner lieu à aucune cause d'erreur.

On sait que, lorsque la pulpe de l'index est appliquée sur cette éminence osseuse, sa face dorsale en dedans, l'ongle de ce doigt correspond à l'anneau inguinal externe.

Un autre point que nous tenons à faire ressortir, c'est que la dissection du ligament rond dans la boule graisseuse est quelquefois assez laborieux, parce que cette graisse est très adhérente. Il suffira, pour en triompher, de s'armer de patience et, après avoir saisi la masse adipeuse soit avec les doigts, soit avec une pince à disséquer ordinaire ou avec une pince à griffes, de l'isoler du ligament rond à petits coups avec un instrument mousse tel qu'une sonde cannelée, ou avec le dos d'un bistouri.

Certains auteurs recommandent de charger au préalable la boule adipeuse sur une sonde cannelée ; cette manœuvre n'a qu'un avantage, c'est de tendre davantage les tissus et par conséquent d'en rendre la dissection plus facile ; elle est comparable à ce que fait un anatomiste lorsqu'il accroche les tissus avec des érignes ; mais nous pensons que les doigts et les pinces sont absolument suffisants dans le cas présent, et même plus commodes.

Plusieurs anatomistes insistent comme point de repère sur les fibres arciformes reliant les deux piliers de l'anneau inguinal. Mais on sait que ces fibres sont situées tout à fait à la partie supérieure de cet anneau ; on ne les aperçoit que lorsque l'orifice est à nu, et nous ne voyons pas alors quelle peut-être leur utilité.

Le manuel opératoire que nous venons d'indiquer est celui qui est suivi par M. le professeur Duplay ; c'est aussi celui que nous avons employé sur le cadavre, et nos recherches ont donné lieu à deux constatations qui ne sont pas sans intérêt.

Chez les femmes très grasses il arrive assez fréquemment que l'épaisse couche adipeuse signalée déjà plusieurs fois est comme divisée en deux lames par un feuillet aponévrotique assez résistant et auquel la graisse située au-dessous donne un aspect resplendissant.

Lorsque l'on a sectionné déjà d'épaisses masses graisseuses, on tombe sur ce feuillet, qui n'est autre qu'une lame épaissie du fascia superficialis, et alors un opérateur inattentif ou même non prévenu pourrait croire qu'il est déjà arrivé sur l'aponévrose du grand oblique, et perdre inutilement son temps et sa peine à chercher l'orifice du trajet inguinal. Il suffit de penser à cette cause d'erreur, dont nous ne nous exagérons d'ailleurs pas l'importance, pour l'éviter.

Quelquefois ces lames cellulo-fibreuses sont multiples, mais dans ces cas il nous a semblé que toujours il y en avait une plus résistante que les autres et divisant la graisse en deux couches d'épaisseur à peu près égale. Quoiqu'il en soit, sans se laisser arrêter par ces toiles celluleuses, l'opérateur les incisera, ainsi que la graisse, jusqu'à ce qu'il soit manifestement sur l'aponévrose du grand oblique.

Le second point qui est ressorti pour nous de la découverte du ligament rond sur le cadavre, c'est que quelquefois, chez les femmes très grasses, il n'y a pas de boule graisseuse très nette faisant hernie ainsi que l'indique Imlach ; on ne trouve qu'une couche graisseuse uniforme, ou plutôt la graisse a tout envahi : dans ces cas on n'aurait qu'à saisir la masse adipeuse située devant l'orifice inguinal et à procéder comme précédemment. Que la graisse forme ou non une boule, l'importance de cette particularité est minime.

Nous avons retrouvé cette disposition, même chez des femmes ne présentant pas un développement excessif de la couche adipeuse, lorsque nous opérions sur des cadavres qui avaient séjourné un certain temps dans un endroit très froid ; mais ce phénomène s'explique facilement parce que la graisse, congelée pour ainsi dire, ne présentait plus sa diffluence normale et était réunie en une masse uniforme faisant corps avec le tissu cellulaire environnant. Si nous avons relaté ces petits points, c'est pour répondre d'avance aux objections que pourraient nous faire, relativement à l'existence de la boule graisseuse, des anatomistes ayant opéré dans les conditions sus-indiquées.

Et d'ailleurs, cette boule graisseuse, à laquelle les auteurs paraissent attacher tant d'importance, est-elle indispensable ? Nous ne le pensons pas. En effet, au moment où on l'aperçoit, on est déjà sur l'orifice externe du canal inguinal, et alors, si l'on se rend compte du point où sort d'ordinaire le ligament rond, on n'aura, si cette boule manque, qu'à disséquer la graisse au niveau de l'anneau à 2 ou 3 millimètres au-dessus du niveau du bord supérieur du pubis pour être certain de trouver en ce point le ligament cherché.

Donc, en admettant même que la masse adipeuse vienne à manquer, l'opérateur n'en éprouverait aucune difficulté.

En suivant exactement le manuel opératoire que nous avons développé, nous croyons pouvoir dire que le chirurgien sera certain de trouver le ligament rond. Certes, il peut se faire que la dissection de ce ligament dans la boule graisseuse soit plus ou moins laborieuse ; certes il peut arriver, quoique dans des cas rares, que ce même ligament soit plus ou moins dissocié ; mais ce ne sont là que des difficultés de détail, puisque dans le premier cas il suffit d'enlever la graisse avec patience, et dans le second de rassembler des fibres éparses du ligament après les avoir isolées de la masse adipeuse.

Nous sommes maintenant en possession du ligament rond ; nous avons placé une pince à forcipressure, comme le recommande M. le professeur Duplay, sur son extrémité, afin de le fixer, et nous allons procéder à son raccourcissement.

Cette opération comprend plusieurs temps : dans le premier on isolera avec soin le ligament rond de tous les tissus avoisinants ; dans un second temps on préviendra les dangers possibles de l'ouverture du péritoine, si par hasard la séreuse était incisée ; dans un troisième on attirera le ligament rond au dehors jusqu'à ce que l'utérus soit remis en bonne position ; dans un quatrième on suturera ce ligament rond à l'orifice inguinal ; dans un cinquième on suturera la plaie et on fera le pansement.

Ces cinq temps peuvent être désignés chacun par un mot spécial temps de l'isolement, temps de la ligature, temps de la traction, temps de la suture et enfin temps du pansement.

Le PREMIER TEMPS ou temps de l'isolement est sans contredit le plus difficile et le plus minutieux. Nous avons déjà parlé de la façon d'isoler le ligament rond de la boule graisseuse; nous n'y reviendrons pas. Nous dirons seulement à ce propos que M. le professeur Duplay conseille d'enlever cette masse, parce qu'elle ne pourrait servir qu'à provoquer ou à entretenir la suppuration.

Mais, outre la graisse, outre le tissu cellulaire, qu'on peut d'ordinaire assez facilement détacher du ligament rond au moyen des doigts ou de la sonde cannelée, il y a le plus souvent autour de cet organe et y adhérant de petits filaments fibreux, ressemblant à de petits tendons et venant se fixer d'une part sur le ligament, d'autre part aux parois du trajet inguinal. Quelques-uns s'attachent sur ses parois antérieure et postérieure, mais la plupart aboutissent à sa paroi inférieure ou à la jonction de celle-ci avec les deux précédentes.

Ces brides devront être écartées avec soin. En effet, si on les néglige, comme elles fixent assez solidement le ligament rond, on n'arrivera, en tirant ce ligament, qu'à exercer une traction sur les brides elles-mêmes qui ne céderont pas, et nullement sur l'utérus.

Il faudra donc apporter le plus grand soin à ce temps de la dénudation et de la mobilisation, si je puis ainsi dire. Le plus souvent la sonde cannelée ne suffira pas à détacher ces adhérences, et il faudra recourir à l'emploi du bistouri ou mieux d'un instrument sans pointe, tel que des ciseaux à bouts mousses.

D'ordinaire ces brides n'existent guère que dans la moitié antérieure du canal inguinal; dans ce cas on pourra les sectionner facilement en insinuant l'instrument par l'orifice externe ; mais d'autres fois elles se prolongent jusque dans la partie profonde, et dans ces cas on sera souvent obligé de recourir à d'autres moyens.

Il faudra, ainsi que l'ont fait certains opérateurs, débrider le canal inguinal, en inciser la paroi antérieure sur une plus ou moins grande étendue, et c'est dans ce cas, lorsqu'on agira sur les brides de la moitié postérieure du canal, qu'il sera plus prudent de ne se servir que d'instruments sans pointe, afin d'être absolument sûr qu'on n'a aucune chance de léser la séreuse péritonéale.

M. le professeur Duplay ne voit aucun inconvénient à faire cette section d'une partie de la paroi antérieure du trajet inguinal. Toutefois, si elle devait être un peu étendue, si elle dépassait les limites d'un simple débridement de quelques millimètres, il recommande de suturer, par des fils distincts de ceux de la suture superficielle, les deux lèvres de l'incision ainsi pratiquée. On sera ainsi certainement à l'abri des hernies qui pourraient se produire par cet espace laissé béant.

Nous avons cherché à nous rendre compte de la nature des brides dont nous venons de parler, et nous sommes arrivé à ce résultat, que ce sont des organes fibreux aboutissant aux fibres musculaires du petit oblique et du transverse, qui entourent étroitement le ligament rond, ainsi que nous l'avons développé au chapitre de l'anatomie, mais sans en faire partie intégrante. Ce n'est autre chose, en deux mots, que des sortes de petits tendons d'insertion.

Cela est vrai pour la plupart d'entre elles ; mais on ne peut

nier qu'il y en a d'indépendantes, formant de véritables filaments ou tractus fibreux allant s'insérer d'une part au ligament
rond, de l'autre aux points précédemment indiqués.

Jusqu'où doit-on pousser la dénudation ? Nous répondrons
sans hésitation : le plus loin possible, c'est-à-dire jusque dans
la partie profonde du trajet inguinal, à un demi-centimètre
environ de son orifice interne. Cette dénudation, faite, ainsi que
nous l'avons indiqué, avec un instrument mousse, ne peut offrir
aucun inconvénient ni aucun danger.

Nous ne devons pas ici passer sous silence cette opinion en
vertu de laquelle on pourrait à la rigueur, au lieu de dénuder le
ligament rond, ne pas prendre ce soin, non-seulement pour sa
partie intra-inguinale, mais même pour son extrémité terminale. On se bornerait à charger la boule graisseuse et à tirer
sur l'ensemble des organes qui sortent par l'orifice inguinal
externe. Or, il est évident qu'on tire sur un ensemble d'organes
qui ne suivent pas tous la même direction, que notamment
pour le ligament rond on n'attire pas l'utérus en avant, mais on
tend seulement les brides fibreuses sur lesquelles nous avons
insisté plus haut ; enfin, on exerce des tractions sur la branche
inguinale du nerf génito-crural, ce qui peut ne pas être sans
inconvénient.

Nous répétons donc que la dénudation très soignée du ligament rond est ici une condition indispensable.

Pendant l'incision et la dénudation le chirurgien a deux précautions à prendre : la première, c'est d'assurer l'hémostase ;
la seconde c'est d'éviter de rompre le ligament rond.

L'hémostase est facile à obtenir. Souvent, en incisant le tissu
adipeux sous-cutané, on coupe une petite branche artérielle, qui
vient soit de la sous-cutanée abdominale soit des honteuses

externes, soit d'autres rameaux artériels ou voisinage. Rien ne sera plus facile que de placer des pinces à forci pressure sur les deux bouts du vaisseau.

Il arrive fréquemment aussi qu'on sectionne plusieurs veines, très développées chez les femmes qui ont eu plusieurs grossesses (MANRIQUE), et alors on devra suivre la même conduite.

Enfin il n'est pas rare, lorsque l'on dissèque le ligament rond dans la boule graisseuse, surtout si l'on a affaire à un ligament un peu volumineux, de l'entamer et de donner ainsi naissance à un écoulement de sang veineux, puisqu'on sait que cet organe, ainsi que nous l'avons vu au chapitre de la structure, est extrêmement riche en veines. La pince à forcipressure mise à demeure sur le ligament suffira à arrêter cette hémorrhagie. Si celle-ci n'était pas terminée au moment où on enlèvera la pince, on n'aurait qu'à appliquer une ligature sur le ligament.

En tout cas, on devra agir dans une plaie absolument exsangue, sans quoi le champ opératoire serait encombré de sang qui pourrait gêner considérablement le chirurgien. De plus une partie de ce sang pourrait s'introduire dans le canal inguinal béant, y séjourner et y donner naissance à une fusée purulente.

En second lieu, avons-nous dit, le chirurgien doit à tout prix éviter de rompre le ligament rond, accident qui pourrait à la rigueur se produire, si l'on n'était pas prévenu. Or, on sait qu'on ne doit exercer aucune traction un peu forte sur ce ligament, qu'il faut agir avec beaucoup de ménagement et de patience, et que ce n'est que plus tard, ainsi que nous allons le voir, lorsque l'aide a redressé l'utérus et alors qu'on peut

saisir librement la portion déjà forte du cordon, qu'on peut se
permettre, et cela avec douceur, de le tirer un peu en avant.

Dans le second temps, l'opérateur a pour but de prévenir les
accidents que pourrait occasionner l'ouverture de la séreuse,
si par un hasard exceptionnel elle venait à être touchée. Nous
avons dit et nous croyons avoir démontré que cette section
doit être extrêmement rare, tout au moins quand il n'y a pas
d'adhérences péritonéales et que l'opération n'est pas contre-
indiquée par ces productions pathologiques. Néanmoins,
comme nous n'oserions répondre qu'elle soit tout à fait impossible et qu'elle ne puisse pas se produire dans certains cas, il
est bon de la prévoir et d'en prévenir les conséquences.

Dans ce but, M. le professeur Duplay a imaginé un moyen,
dont il a lui-même fait usage. Il propose de jeter sur la partie
la plus reculée de la portion intra-inguinale mise à nu du
ligament rond une ligature peu serrée au catgut.

Si alors la séreuse a été attirée dans le trajet et forme un
cul-de-sac en avant du fil et que ce cul-de-sac soit compris
dans la section, la ligature a pour but de provoquer la formation d'adhérences entre le péritoine et le ligament. S'il n'y a
pas de péritoine, le catgut se résorbe, et tout est dit. Par ce
moyen, on est certain d'éviter les complications indiquées tout
au moins comme possibles par quelques auteurs.

Dans le troisième temps, on exerce sur le ligament rond la
traction nécessaire pour remettre l'utérus en bonne place.

Jusqu'où doit-on pousser la dénudation? Nous répondrons
sans hésitation le plus loin possible, c'est-à-dire jusque dans la
partie profonde du trajet inguinal, à 1/2 centimètre environ
de son orifice interne. Cette dénudation, faite avec un instru-

ment mousse, ne peut offrir aucun inconvénient ni aucun danger.

Nous avons dit dans la physiologie jusqu'à quelles limites peut être portée la traction, et nous avons dit aussi qu'on n'arriverait jamais jusqu'au point extrême. En effet, d'une part, lorsqu'on songe à faire l'opération d'Alexander, on s'est assuré auparavant que l'utérus est bien mobile, et alors une fraction très-peu considérable suffit pour le ramener en haut ou en avant, suivant qu'on a affaire à un prolapsus ou à une déviation en arrière; d'autre part, on a soin de faire corriger la situation défectueuse de l'utérus par un aide, dont le doigt est introduit dans le vagin.

Si l'on a à traiter un prolapsus, le doigt devra refouler l'utérus directement en haut; si au contraire on a à remédier à une rétroflexion ou à une rétroversion, il faudra introduire le doigt en avant du col utérin, qu'on fera basculer jusqu'à ce qu'on reconnaisse que le corps de l'organe, qui bascule en sens inverse, a repris sa position normale. Nous savons que dans les cas de déviation en arrière le doigt ne suffit souvent pas et qu'il est indispensable de se servir de l'hystéromètre, mais nous n'avons pas ici à insister sur ce détail.

A ce moment seulement l'opérateur exercera une légère traction sur le ligament rond; et, lorsque la traction sera perçue par l'aide, le chirurgien mettra une pince à forcipressure sur le point du ligament qui est alors au niveau de l'orifice externe du trajet inguinal.

C'est ce point qui devra plus tard être suturé.

En résumé, dans ce temps de l'opération, le chirurgien doit user d'une grande douceur dans ses tractions, et c'est l'aide surtout qui remet l'utérus en bonne situation.

Après avoir placé une compresse aseptique sur le champ opératoire, on agit sur le côté opposé ainsi qu'on l'a fait sur le côté par lequel on a commencé l'opération, et ensuite on pratique la suture.

La suture qui doit fixer les ligaments aux piliers présente, quelques particularités utiles à signaler. Voici comment s'exprime à cet égard le docteur Manrique :

« Dans ces premiers cas, nous dit-il, le docteur Alexander faisait cette suture de la manière suivante : « Une aiguille, armée d'un fil d'argent bien fort, est passée à travers la peau d'un côté de la plaie, puis à travers le pilier adjacent de l'anneau inguinal et la partie la plus profonde du ligament rond, pour ressortir ensuite après avoir traversé le pilier et la peau du côté opposé à celui par lequel on a commencé. Un autre fil est passé à travers les mêmes organes, mais en lui faisant parcourir un chemin inverse. Dans quelques cas rares, il faut en passer un troisième.

Après avoir épongé les parties profondes, on doit rapprocher les lèvres de la plaie en serrant modérément les fils. Un peu plus tard, Alexander a adopté le catgut, employé pour la première fois, dans cette opération, par le docteur Imlach. On peut faire ainsi sur les piliers la suture perdue, et par d'autres points de suture fermer la plaie cutanée.

Il ne faut pas oublier qu'il s'agit de faire ici une véritable opération autoplastique, qui a pour but de guérir une infirmité et d'en éviter une autre, la hernie. Si l'on se contentait, en effet, de fixer le ligament à un seul pilier et avec un seul point de suture, ainsi que cela a été conseillé par le docteur Imlach, on s'exposerait à voir les adhérences faire défaut ou ne se produire que d'une façon incomplète, sans fermer complètement le canal inguinal. La malade serait, dans ces circonstances, exposée à une hernie inguinale. La suture simultanée sur les deux piliers de l'anneau inguinal est donc préférable, en ce sens qu'elle assure la fixation du ligament, et l'occlusion du canal inguinal. »

Et quelques pages plus haut:

Une aiguille, munie d'un fil de catgut bien solide (Imlach), est passée de haut en bas à travers le pilier interne, le ligament rond et le pilier externe.

Un autre fil traverse les mêmes parties, mais en sens inverse, c'est-à-dire en commençant par le pilier externe et finissant par l'interne. — En serrant les fils, il faut avoir soin de les serrer modérément, de façon à ne pas compromettre la vitalité du ligament. En général, deux points de suture sur chaque ligament suffisent pour les fixer pendant le temps nécessaire à la formation d'adhérences. »

On voit donc que la méthode de suture diffère un peu suivant les chirurgiens. Un point commun à tous actuellement, c'est l'emploi du catgut, et en effet la suture perdue l'emporte évidemment sur la suture au fil d'argent. L'adhérence a le temps de se produire avant la résorption du catgut, et l'on n'a pas la peine de s'occuper des fils, qui, dans le cas où l'on s'est servi de fils d'argent, doivent être parfois difficiles à enlever à cette profondeur.

En définitive, c'est la suture telle que l'indique Imlach qui est à peu près adoptée aujourd'hui.

On emploie pour la pratiquer des aiguilles courbes de dimension ordinaire et du catgut de moyen volume. Il n'est pas nécessaire, croyons-nous, d'employer de gros catgut, dont le passage au travers du ligament rond pourrait faire subir à l'organe des délabrements trop considérable, nuisibles à sa conservation. Le catgut moyen suffit; il ne présente pas les mêmes inconvénients et ne se résorbe pas trop rapidement.

Une fois la suture terminée, que fera-t-on de l'extrémité périphérique des ligaments ronds? Ici encore la conduite des opérateurs a varié, les uns réséquant cette extrémité, les autres la conservant. Les premiers se sont basés sur ce fait qu'elle était devenue inutile et que souvent elle était plus ou moins déchirée et délabrée, ce qui pouvait prédisposer à la suppuration.

Evidemment dans ce dernier cas il n'y aura aucun motif de la conserver et il sera même préférable de l'enlever.

Mais, pour la plupart des chirurgiens, les extrémités des ligaments ronds raccourcis devront être conservées, chaque fois que cela ne compromet pas la guérison de la plaie par première intention. « On aura donc le soin (MANRIQUE) de placer le bout périphérique du ligament dans l'angle de la plaie, » de l'y pelotonner, pour ainsi dire, et de le traverser par les fils de catgut à l'aide desquels on fait la suture cutanée. « Grâce à cette pratique, on est plus sûr de fermer l'orifice externe du canal. — Dans un cas où l'adhérence des ligaments aux piliers ne s'était pas produite, on a pu rouvrir la plaie et suturer à nouveau des ligaments qu'il a été possible de rencontrer (ALEXANDER, *Annales of Surg.*, mai 1885). »

« Le Dr Adams, de Glasgow, résèque l'excédent des ligaments; mais il fait passer les fils de la suture cutanée à travers le bout du ligament qui reste entre les deux piliers (*Glascow Méd. Journ.*, 1884, p. 121) » (MANRIQUE).

Quelques auteurs ont eu la singulière idée de laisser sortir les bouts des ligaments ronds par l'orifice cutané de la plaie, de les joindre l'un à l'autre au-devant du pubis et de les sectionner seulement quand ils pensaient que les adhérences avaient eu le temps de se former.

L'opération est dès lors terminée. Il ne reste plus qu'à suturer les parties superficielles, ce que l'on fera soit à l'aide du catgut, soit au moyen de fils d'argent. Il est en tout cas indispensable de placer un drain de moyenne grosseur au niveau de la partie la plus déclive de l'incision, car on a affaire à un véritable trajet creux, dans lequel il importe d'empêcher la stagnation des produits de l'inflammation.

Enfin, il est inutile d'ajouter que la méthode antiseptique doit être appliquée, et d'autant plus rigoureusement ici que nous sommes dans une région voisine d'une séreuse, et qu'il faut à tout prix éviter la suppuration, qui pourrait devenir funeste et en tout cas entraverait la guérison et prolongerait la durée d'une plaie dont la cicatrisation peut être terminée en quelques jours.

Donc, pendant l'opération et ensuite pour les pansements toutes les précautions antiseptiques devront être minutieusement observées. Nous n'avons d'ailleurs pas à nous occuper ici de cette question, qui sort de notre cadre, de même que nous ne parlerons que pour être complet du pessaire qu'il est indispensable d'introduire dans le vagin après l'opération.

Si nous essayons maintenant de résumer ce que nous venons d'exposer longuement, nous pourrons indiquer brièvement la succession des manœuvres que comporte l'opération d'Alexander :

1° incision de la peau de 4 à 5 centimètres, parallèle à l'arcade crurale et dont le milieu coïncide avec l'épine du pubis ;

2° incision des parties molles jusqu'à l'aponévrose du muscle grand oblique de l'abdomen ;

3° reconnaissance de l'anneau inguinal externe ;

4° reconnaissance de la boule graisseuse, ou, si par hasard elle n'est pas distincte, dissection de la graisse au niveau de l'orifice externe du trajet inguinal, à 2 ou 3 millimètres au-dessus du bord supérieur du pubis ;

5° reconnaissance de l'extrémité terminale du ligament rond.

6° isolement de ce ligament des parties avoisinantes sur une plus ou moins grande étendue ; quelquefois section d'une portion plus ou moins grande de la paroi antérieure du canal inguinal ;

7° mise en bonne position de l'utérus ;

8° suture du ligament à l'anneau ;

9° suture superficielle, pansement et pessaire.

D'après ce que nous venons d'exposer, on voit clairement que l'opération d'Alexander est aujourd'hui une opération régulière, une opération réglée, comme on dit en chirurgie, aussi réglée que la ligature de l'artère fémorale ou l'amputation de jambe un lieu d'élection.

Nous ne dirons pas pour cela que ce soit toujours une opération sans aucune difficulté, et qu'on ne rencontre pas quelquefois, chemin faisant, des obstacles. Mais de là à dire avec Aran qu'elle est, sinon impraticable, du moins très difficile, ou, avec certains auteurs actuels, qu'elle est souvent impossible, il y a loin. En effet, la plus grande difficulté est, paraît-il, de trouver le ligament rond ! Or, je le demande, quelle est l'artère qui dans certains cas ne peut pas être très pénible à mettre à nu ? Renoncera-t-on pour cela à en conseiller et à tenter la ligature ? Le ligament rond est moins difficile à découvrir que bien des artères, et il suffira d'un peu de patience pour arriver à le débarrasser des tissus avoisinants et pour l'isoler.

Quant à cette autre difficulté, signalée par quelques-uns, et qui consisterait à ne pouvoir mobiliser l'utérus, nous n'y insisterons pas, parce qu'elle n'existe pas dans le cas particulier. En effet, il est parfaitement établi et connu de tous, et la logique simple le dit, que les adhérences de l'utérus sont une contre-indication formelle. Qui songerait à remettre en bonne position par le raccourcissement des ligaments ronds un utérus « *maçonné* » dans le petit bassin ? A coup sûr pas un chirurgien.

Bien entendu, dans tout ce travail nous avons eu en vue uniquement l'anatomie et la médecine opératoire.

Répétant ici ce que nous avons écrit le 6 décembre dernier dans l'*Union médicale*, nous dirons que nous ne nous prononçons nullement pour ou contre l'opération d'Alexander, parce que nous croyons qu'après les divergences des chirurgiens il n'est point permis de poser des conclusions sur ce sujet avant d'avoir vu par soi-même et l'opération et surtout ses résultats éloignés. Nous n'avons donc pas prétendu nous placer au point de vue pathologique. Ce que nous avons voulu établir, c'est qu'anatomiquement cette opération est possible et ne présente même pas le plus souvent de grandes difficultés.

C'est ce qui est résulté de nos recherches cadavériques ; c'est ce que sont venues confirmer les deux opérations que nous avons eu la bonne fortune de voir pratiquer par M. le professeur Duplay, qui le premier en France, à notre connaissance, a fait le raccourcissement des ligaments ronds. Trop heureux si nous avons pu apporter par notre travail quelques éclaircissements dans cette question si controversée, et qui n'aurait pas dû l'être, de la possibilité de trouver les ligaments ronds pour les raccourcir !

Autant on doit user de circonspection et de prudence lorsqu'il s'agit d'adopter un procédé nouveau, autant on doit éviter de le condamner sans procès. Beaucoup ont nié la possibilité anatomique de l'opération, et aujourd'hui ceux qui se sont appliqués à l'étude de la question sont tous d'un avis contraire.

Beaucoup ont blâmé et déclaré inutile ou même nuisible le raccourcissement des ligaments ronds; et cela le plus souvent sur de simples ouï-dire. Qui nous prouve que, lorsqu'ils auront pratiqué l'opération, il ne leur arrivera pas pour la pathologie et la clinique ce qui est arrivé à d'autres pour l'anatomie?

Les observations publiées dans la thèse de M. Manrique et qu'il a pu contrôler par lui-même pourraient le faire supposer (1). Il est fort possible que notre précision soit fausse; nous ne préjugeons pas; mais, dans ce cas même, si le jugement rendu est défavorable, il pourra alors être formulé en parfaite connaissance de cause.

Ne nous hâtons donc pas trop, avec le spirituel auteur du feuilleton de l'*Union médicale* du 21 novembre 1885, d'appliquer à l'opération d'Alexander la fameuse phrase de l'éminent publiciste Lockroy; ne crions pas trop haut avec lui : « *Si c'est là le succès, à bas le succès !* »

(1) Il en est de même d'une des malades de M. le professeur Duplay que nous venons de revoir au moment même de faire imprimer notre travail, c'est-à-dire 6 mois après l'opération. Les troubles graves, qui avaient nécessité l'intervention, ont totalement disparu (8 avril 1886).

Voyons d'abord ; jugeons ensuite ; et, tant que nous n'aurons pas une opinion solidement basée sur un grand nombre d'observations, tant surtout que nous n'aurons pas pu contrôler les résultats éloignés de l'opération, imitons la conduite du sage, abstenons-nous, ne prenons pas part à une discussion stérile et basée sur des faits insuffisants ; réservons un jugement qui ne pourrait être que prématuré et rappelons-nous ce vieux proverbe grec dont Mérimée avait fait sa devise :
« *Souviens-toi de te méfier.* »

CONCLUSIONS

1° Aucune recherche précise n'a été faite jusqu'à ces derniers temps sur l'anatomie du ligament rond. Au moment où l'opération d'Alexander — Adams commença à faire quelque bruit parmi les chirurgiens, il parut plusieurs travaux (Tissier et Hache, Doléris et Ricard).

2° Ainsi que M. le professeur Duplay l'a montré dans sa thèse, le canal de Nück n'existe pas.

3° On trouve au-dessous des muscles petit oblique et transverse de l'abdomen, en avant du ligament rond, un faisceau musculaire spécial, divisé en deux fascicules, et qu'on peut appeler à cause de ses insertions faisceau inguino-pubien.

4° La portion inguinale, de même que la partie moyenne du ligament rond, ne contient aucune fibre musculaire striée. Elle est uniquement formée de fibres musculaires lisses entremêlées de tissu conjonctif et de fibres élastiques. Tout cet ensemble forme un support, un conducteur aux vaisseaux nombreux de ce cordon.

5° De nos recherches il résulte que le ligament rond est un organe musculo-élastique et surtout vasculaire.

6° La découverte du ligament rond est toujours possible. Elle est rarement très difficile ; et, en suivant le manuel opératoire d'Imlach modifié par M. le professeur Duplay, on est toujours sûr d'arriver au but.

7° L'extrémité du ligament rond, au niveau de la boule graisseuse, est d'ordinaire formée par un cordon unique. Quelquefois ce cordon est dissocié, mais il est toujours aisé d'en reconstituer les éléments.

8° L'opération d'Alexander-Adams est actuellement parfaitement réglée, comme une ligature d'artère ou une opération chirurgicale classique. L'exécution en est donc possible et n'est même ni très longue ni très pénible, ainsi que nous l'ont prouvé les deux cas opérés par M. le professeur Duplay.

9° La blessure du péritoine est un accident qui, s'il existe, doit être exceptionnel. On pourra d'ailleurs toujours en prévenir les suites fâcheuses par l'application d'une ligature peu serrée sur la partie la plus reculée de la portion dénudée du ligament, ainsi que l'a conseillé et pratiqué M. le professeur Duplay.

10° Au point de vue physiologique, le ligament rond n'a qu'une importance très restreinte lorsque l'utérus est dans sa situation normale. Il prend un rôle considérable dans les déviations en arrière et dans le prolapsus, sinon au point de vue de leur production, du moins au point de vue de leur correction et de leur traitement.

INDEX BIBLIOGRAPHIQUE

ALQUIÉ. — Bulletin de l'Acad. de Méd. de Paris, t. VI.

— Chirurgie conservatrice et moyens de restreindre l'utilité des opérations, 1850.

ARON. — Maladies de l'utérus, p. 1059, 1850.

LE GENDRE. — De la chute de l'utérus, th. d'agrég., 1860.

ALEXANDER. — Medical times and Gaz (avril 1882). The treatment of Backward, Displacements of the uterus and of prolapsus uteri by the new meth. of Shortening the round ligament J. et A. Churchill, edit., London, 1884.

ADAMS. — Glascow, Med. Journal (juin 1882), p. 457 ; *Idem*, 1884, p. 121.

IMLACH. — Edinburh, Medical Journal, p. 913, 1885.

DENEFFE. — Presse Médicale belge (septembre 1885).

SAPPEY. — Anatomie descriptive.

CRUVEILHIER et MARC SÉE. — Anatomie descriptive.

RICHET. — Traité d'anatomie médico-chirurgicale.

TILLOUX. — Anatomie topographique.

BEAUNIS et BOUCHARD. — Nouveaux éléments d'anatomie descriptive.

DUPLAY. — Thèse de doctorat, 1865, Paris.

DOLÉRIS et RICARD. — Union médicale (24 nov. et 29 déc. 1885).

BEURNIER. — Union médicale (6 décembre 1885).

Deutsche chirurgie, 1885, Lieferung 56, Dr H. Fritsch : die Lageveränderungen, und Entzimdümgen der Gebärmutter.

ANNALES DE GYNÉCOLOGIE ET D'OBSTÉTRIQUE (janvier 1886). — Séance de la Société d'obstétrique du 10 décembre 1885.

MANRIQUE. — Thèse de doctorat. Paris, 1886.

Pour le reste de la bibliographie, qui a d'ailleurs plutôt rapport à la clinique qu'à l'anatomie et à la physiologie, consulter la thèse de M. Manrique.

Voir de plus les auteurs et ouvrages cités dans le texte.

TABLE DES MATIÈRES

Introduction.   9
Division du sujet.   15

CHAPITRE Ier.

ANATOMIE.

Anatomie descriptive.   17
Structure.   47
Anatomie comparée.   55

CHAPITRE II.

PHYSIOLOGIE.

Propriétés du ligament rond.   59
Usages du ligament rond.   66

CHAPITRE III.

MÉDECINE OPÉRATOIRE.

Manuel opératoire de l'opération d'Alexander.   85

Conclusion.   105
Index Bibliographique.   107

Vu par le président de la thèse,
DUPLAY.

Le vice-recteur de l'Académie de Paris ;
Vu et permis d'imprimer :
GRÉARD.

Typographie J. LECLERC, 14, rue Delambre, Paris.